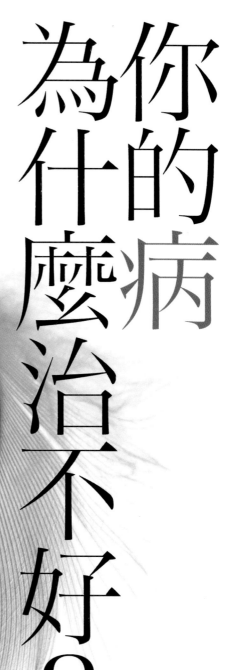

理志————著

你的病為什麼治不好？

揭開生病與老化之謎，
找回你的健康與美麗

REVEAL THE MYSTERY
OF AGING

書泉出版社 印行

目錄

前言： 找回健康、找到幸福

這本書可以說是用我媽的命換來的。當初為了救我媽（肝癌末期），我一頭栽進了醫學領域，我把自己當成白老鼠，瘋狂試用各種健康產品，原本一天只要吃4顆的，我甚至一天吃到36顆（最少等於別人的180顆劑量），只可惜我還來不及救到我媽，我媽就走了。

在試藥的過程中，我意外的發現了「毒素理論」，我把這套理論用在我自己和周遭好友身上，結果我們都把健康找回來了：

我自己的部分，以前常常精神不濟，甚至肝腎都出問題了，現在的我，身體變健康了，身體也不再疲憊不堪。

我爸爸呂富田，攝護腺癌第三期，開完刀後本來還要做電療的，結果不僅沒做電療，現在的他癌症已經痊癒，沒事還到處閒逛。

劉彩雲，中風三年，除了中風外，還有高血壓、耳鳴、巴金森氏症等各種疾病纏身。一天要吃八種藥，但這些藥只能控制病情，無法治好疾病。透過排毒療法，半年後，不僅高血壓沒了，中風病症也幾乎快要全好了。

阮氏玉紅，嫁來台灣的越南媳婦，從少女時期就有經痛問題，每次一來就痛不欲生，透過排毒療法，困擾她20多年的經痛夢屬終於結束了，對她來說，她等於是獲得了重生。

我親戚家的狗，醫生宣告只剩幾天的命，要我親戚幫狗準備後事。根據毒素理論，我先幫狗補充能量，讓牠有能力對抗病毒，接下來我幫牠排毒，結果這隻狗起死回生，現在的牠還活繃亂跳活著。

類似的例子還有很多很多，這讓我確認了毒素理論的有效性。為了不讓大家像我一樣發生風樹之悲，我將「毒素理論」公諸於世，相信只要照著書本上說的做，每個人都可以把健康和美麗找回來，讓自己活得健康、活得幸福。

呂理志

1

毒素理論

Part 1 ▶ 健康指數

毒素理論

毒素淤積

如果一個月沒洗澡，你會怎樣？

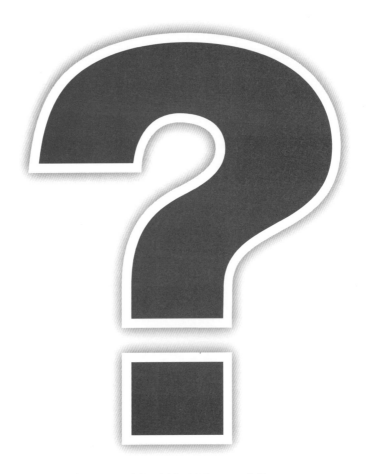

一個月沒洗澡，結果？

毒素理論

如果一個月沒洗澡，皮膚一定積滿了層層汙垢！

皮膚滿滿汙垢

一個月不洗澡，皮膚一定堆滿了汙垢
這些汙垢不僅來自於體外，也來自於體內

身體感覺難受

身上的汙垢沒洗掉，阻礙皮膚正常排毒功能
皮膚排毒功能受影響，身體一定感到很不舒服

毒素理論

請問：
從出生到現在，你幫「身體內部」清洗過嗎？

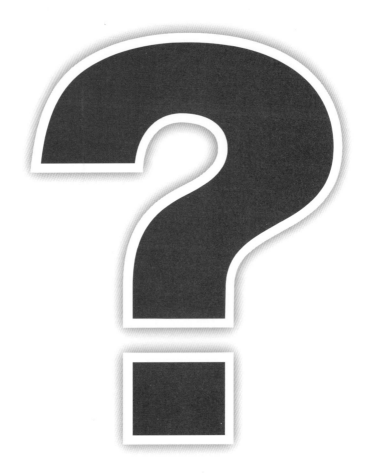

一輩子都沒洗過，結果？

一輩子都沒幫身體裡面清洗過
身體裡面肯定累積了一層又一層的汙垢

體外清潔　　　　　　　　體內清潔

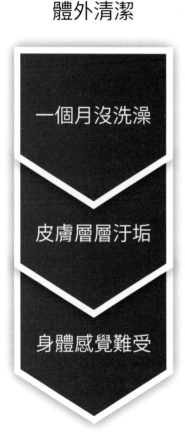

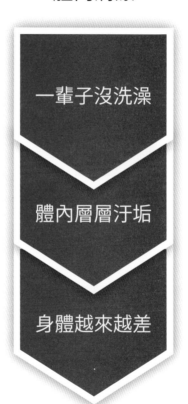

如何證明身體裡累積了一層又一層的汙垢？

斑點、痘痘

皮膚堵塞了

人的臉上，身上出現的各種斑點，黯沉，痘痘，甚至是皮膚變粗糙，失去彈性，這些都是毒素堵在皮膚下排不出去的結果，毒素積（堵）的越多，這些斑點就會越多，越大，越深

發福、發胖

體內堵塞了

頭皮，肩膀後面的肉若變成厚厚的一層（本來應該是薄的），小腿肌肉若凸出來變成蘿蔔腿（本來應該平滑很順），這都是身體把毒包起來變成肉（皮下脂肪），避免毒刺激身體的機制。因此，身體發福絕對不是好事，這表示身體已經累積了很多毒了

身體疼痛

血管堵塞了

通則不痛，痛則不通。若身體哪個地方按下去會痛，表示那個地方其實已經有毒素堵塞了。血流不暢，按下去當然會痛囉

睡覺打鼾

氣管堵塞了

睡覺為什麼會打鼾？講白了，就是呼吸道積了很多毒，影響鼻子的進氣功能。因此睡覺時，必須借助嘴巴的幫忙，以彌補鼻子進氣不夠，這就導致打鼾的發生

身體裡累積了這麼多的汙垢，有可能健康嗎？

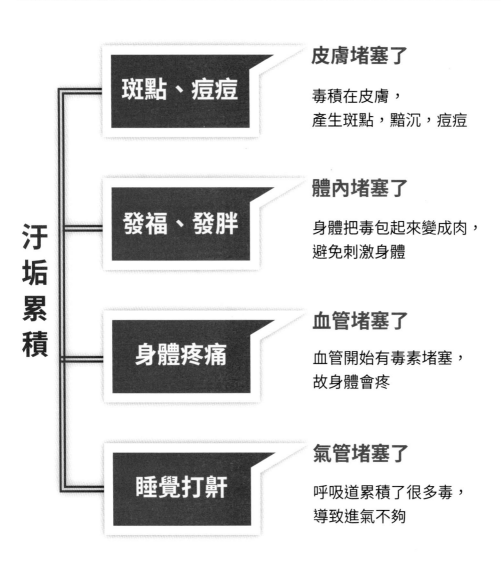

汙垢累積

斑點、痘痘

皮膚堵塞了

毒積在皮膚，
產生斑點，黯沉，痘痘

發福、發胖

體內堵塞了

身體把毒包起來變成肉，
避免刺激身體

身體疼痛

血管堵塞了

血管開始有毒素堵塞，
故身體會疼

睡覺打鼾

氣管堵塞了

呼吸道累積了很多毒，
導致進氣不夠

毒素理論

隨著體內毒素越積越多，身體當然越來越差！

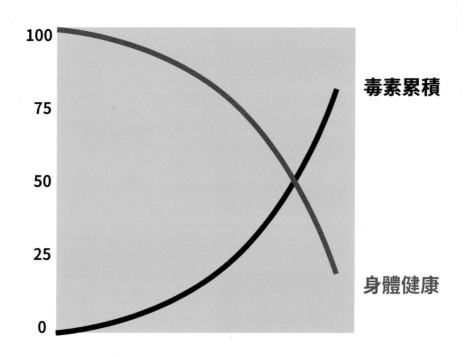

毒素累積

身體健康

毒素增加的程度＝健康走下坡的程度
體內毒素累積越多，身體健康就越不好

1

毒素理論

Part 2 ▶
健康指數
毒素理論
毒素淤積

身體裡的「汙垢」指的是什麼呢？

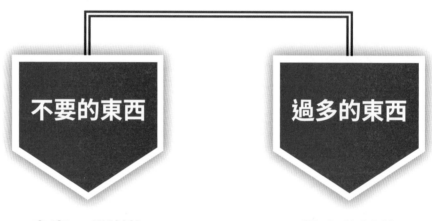

汙垢 = 毒素

不要的東西

過多的東西

毒素、代謝物

過多的營養

重金屬
化學毒素
身體代謝物

鋅中毒
高血脂
高血糖
高膽固醇

汙垢＝毒素＝身體不要或過多的東西

這些毒素（汙垢）堵在哪裡，哪裡就出問題

堵在皮膚

黑斑，黯沉，痘痘
皮膚粗糙，失去彈性
香港腳，富貴手

堵在體內

肝臟發炎，腎臟發炎
脾濕痰多，身體上火

堵在血管

身體疼痛，痠痛
高血壓，高血糖，高血脂
血栓，心肌梗塞

堵在氣管

鼻子過敏，鼻竇炎
睡覺打鼾，呼吸不順

堵在頭部

掉髮，白髮，禿頭
記憶衰弱，失智症
中風，腦溢血

毒素理論

體內這些毒素是怎麼來的呢？

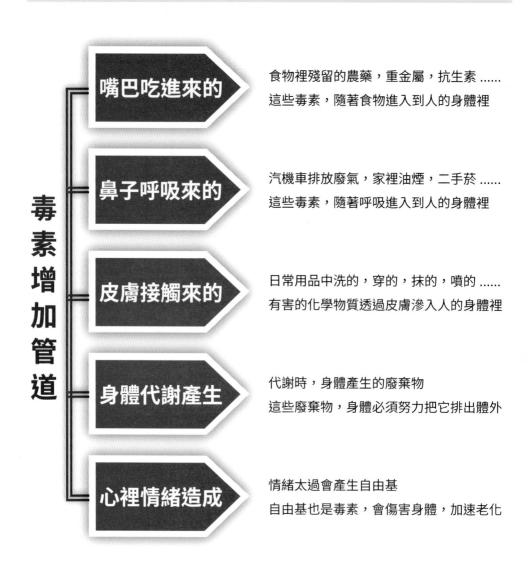

毒素增加管道

嘴巴吃進來的
食物裡殘留的農藥，重金屬，抗生素 ......
這些毒素，隨著食物進入到人的身體裡

鼻子呼吸來的
汽機車排放廢氣，家裡油煙，二手菸 ......
這些毒素，隨著呼吸進入到人的身體裡

皮膚接觸來的
日常用品中洗的，穿的，抹的，噴的 ......
有害的化學物質透過皮膚滲入人的身體裡

身體代謝產生
代謝時，身體產生的廢棄物
這些廢棄物，身體必須努力把它排出體外

心裡情緒造成
情緒太過會產生自由基
自由基也是毒素，會傷害身體，加速老化

身體怎樣把這些毒素排出體外呢？

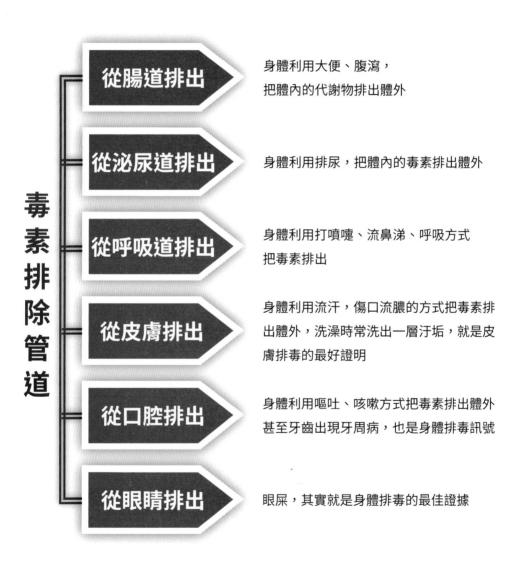

毒素排除管道

從腸道排出
身體利用大便、腹瀉，
把體內的代謝物排出體外

從泌尿道排出
身體利用排尿，把體內的毒素排出體外

從呼吸道排出
身體利用打噴嚏、流鼻涕、呼吸方式
把毒素排出

從皮膚排出
身體利用流汗，傷口流膿的方式把毒素排
出體外，洗澡時常洗出一層汙垢，就是皮
膚排毒的最好證明

從口腔排出
身體利用嘔吐、咳嗽方式把毒素排出體外
甚至牙齒出現牙周病，也是身體排毒訊號

從眼睛排出
眼屎，其實就是身體排毒的最佳證據

人每天都在排毒
為什麼體內還會有這麼多毒呢？

毒素增加

毒素排出

	嘴巴吃進來的			從腸道排出
+	鼻子呼吸來的	**>**	+	從泌尿道排出
+	皮膚接觸來的		+	從呼吸道排出
+	身體代謝產生		+	從皮膚排出
+	心裡情緒造成		+	從口腔排出
			+	從眼睛排出

= **身體增加的毒**　　　　　= **身體排掉的毒**

一般來說
每天增加的毒＞每天排出的毒

毒素增加 > 毒素排出
沒排掉的毒留在身體裡，日積月累當然就多了

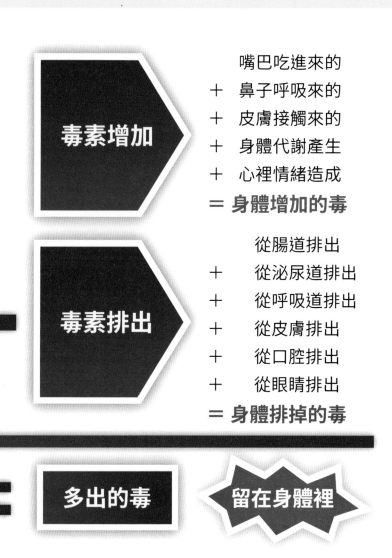

毒素增加

　嘴巴吃進來的
＋　鼻子呼吸來的
＋　皮膚接觸來的
＋　身體代謝產生
＋　心裡情緒造成
＝　**身體增加的毒**

毒素排出

　從腸道排出
＋　從泌尿道排出
＋　從呼吸道排出
＋　從皮膚排出
＋　從口腔排出
＋　從眼睛排出
＝　**身體排掉的毒**

多出的毒　　**留在身體裡**

毒素理論

你這輩子都沒有幫你「身體裡面」清洗過
試想幾十年下來，你體內累積了多少毒素了？

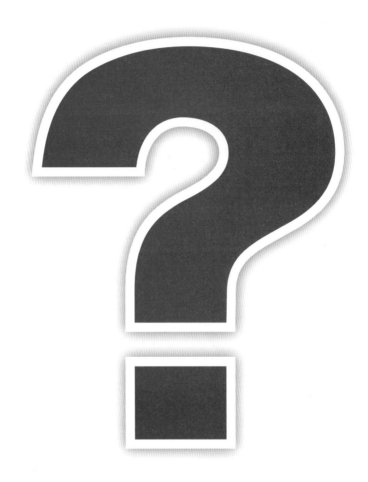

幾十年下來，體內累積多少毒了？

身體一天累積一點點毒就好
長期下來，每個人身體裡都累積了一大堆毒了

聚沙成塔

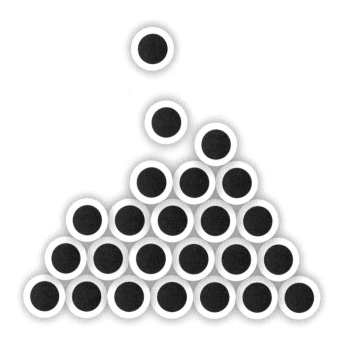

每天累積一點點，長期下來就不得了了

毒素理論

為什麼年紀越大，身體越來越差？
根本原因：身體累積了太多毒了！

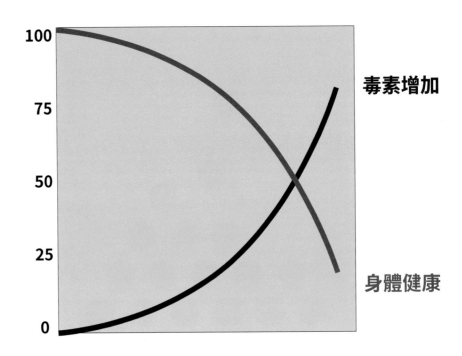

年紀越大，身體累積的毒越多
身體的毒越多，身體當然越來越不好

1

毒素理論

健康指數

毒素理論

Part 3 ▶ 毒素淤積

毒，在體內是怎樣累積的呢？

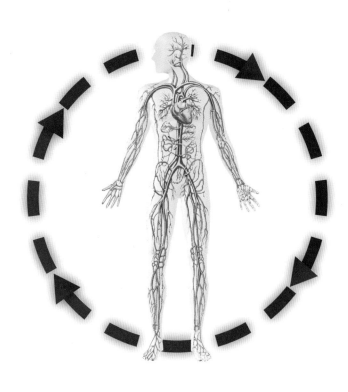

營養：透過血液循環「輸送到全身」
毒素：透過血液循環「流竄到全身」

毒素累積方式：類似河道淤積方式

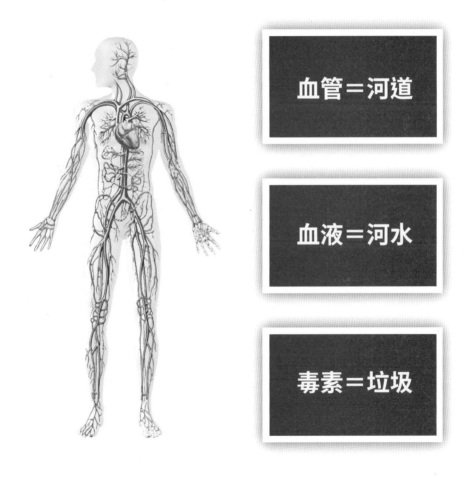

血管＝河道

血液＝河水

毒素＝垃圾

毒＝血管裡的垃圾，漂到哪就汙染到哪

毒素理論

毒素先從體表處淤積，慢慢淤積到體內臟腑
（毒素淤積過程，請參考張仲景傷寒論）

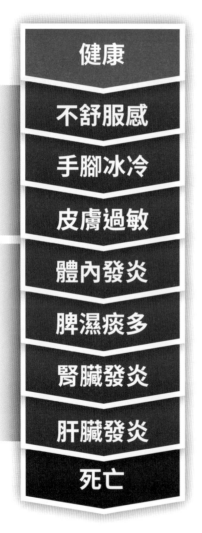

累積在體表

累積到體內

毒素開始在身體裡面累積
乍看之下沒病，但身體常有不舒服感

微血管循環堵塞了
造成發汗不良，手腳冰冷

毒素累積在皮下和大腸中
造成皮膚過敏，發炎發癢，且易便秘

毒素蓄積在淋巴和膽囊中
造成淋巴循環不良，膽汁排放不良

毒素在體內空腔處蓄積
身體分泌黏液把毒包起來，故脾濕痰多

毒素蓄積在腎臟，心血管壁
造成腎臟發炎，肺積水，心室肥大

毒素累積到肝臟，心包膜
這已是末期，病入膏肓，要救很難

冰凍三尺，非一日之寒
疾病不是突變，是從量變到質變慢慢變壞過程

累積在體表

累積到體內

健康

不舒服感

手腳冰冷

皮膚過敏

體內發炎

脾濕痰多

腎臟發炎

肝臟發炎

死亡

每天累積一點點毒，長期下來就不得了

毒素理論

事實上，人是很不容易生病的
人會把毒包覆起來丟到角落，避免刺激身體

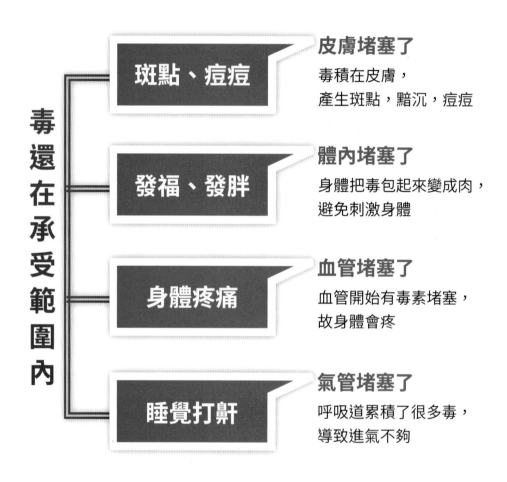

毒還在承受範圍內

斑點、痘痘

皮膚堵塞了
毒積在皮膚，
產生斑點，黯沉，痘痘

發福、發胖

體內堵塞了
身體把毒包起來變成肉，
避免刺激身體

身體疼痛

血管堵塞了
血管開始有毒素堵塞，
故身體會疼

睡覺打鼾

氣管堵塞了
呼吸道累積了很多毒，
導致進氣不夠

大部份時間，人都處在「未生病」健康狀態

因為人很不容易生病
人生病了，表示體內的毒超出人體忍受範圍了

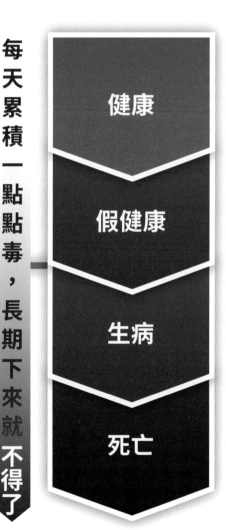

每天累積一點點毒，長期下來就不得了

人體承受極限

健康

假健康

生病

死亡

未發之症：
毒還在人體
承受範圍內

已發之症：
毒已超出人體
承受範圍

毒，透過血液循環在全身亂竄
毒，不會只堵在一個地方，一定全身各處都堵

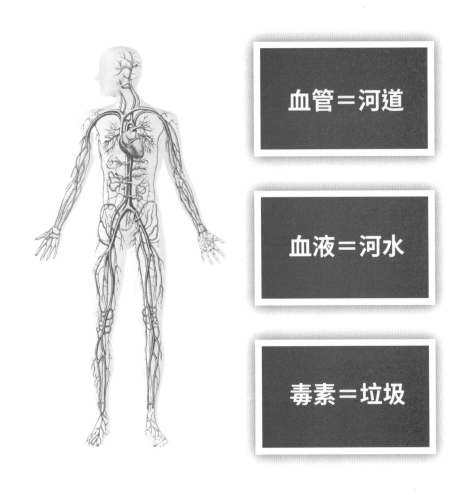

血管＝河道

血液＝河水

毒素＝垃圾

毒＝河道上的垃圾，漂到哪就汙染到哪

人生病了，不會只有一個地方有問題
只是問題比較嚴重者，先顯現出病徵而已

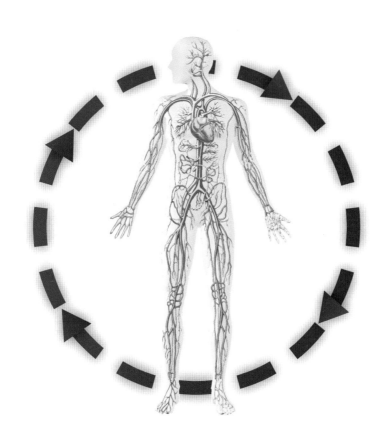

**毒在全身各處亂竄淤積
一個地方出問題，其他地方也一定有問題**

千萬不要讓毒有機會在身體裡面累積
累積到最後，身體受不了了就會生大病！

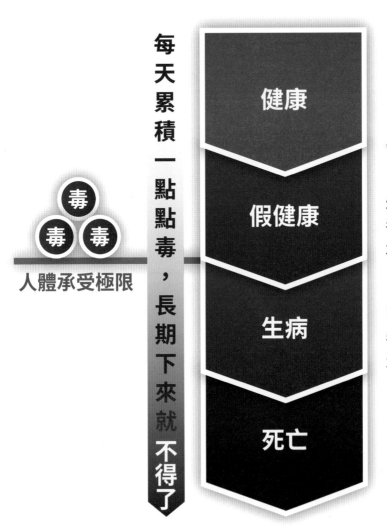

每天累積一點點毒，長期下來就不得了

毒
毒　毒

人體承受極限

健康

假健康

生病

死亡

未發之症：
毒還在人體
承受範圍內

已發之症：
毒已超出人體
承受範圍

2

健康盲點

Part 1 ▶ 健康盲點

治病盲點

人是很不容易生病的
大部分時間，人都處在「沒生病」假健康狀態

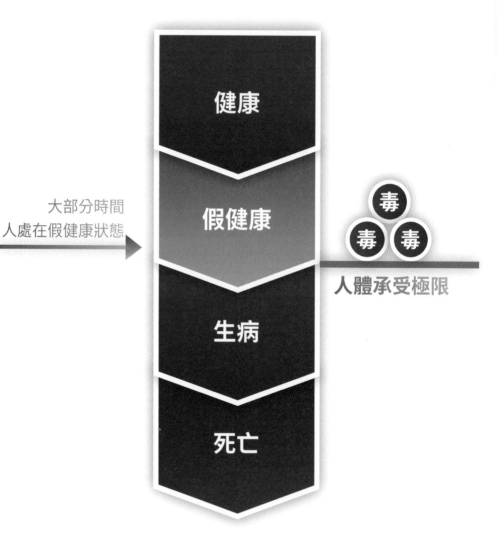

大部分時間
人處在假健康狀態

健康

假健康

生病

死亡

毒
毒　毒

人體承受極限

因為人很不容易生病
很多人就把身體發出的「求救訊號」給忽略了

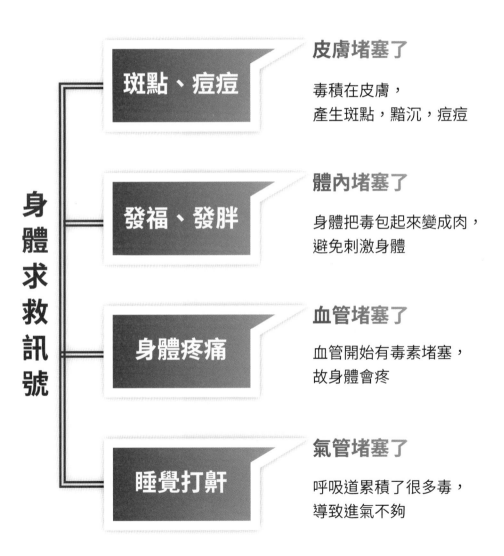

身體求救訊號

斑點、痘痘

皮膚堵塞了

毒積在皮膚，
產生斑點，黯沉，痘痘

發福、發胖

體內堵塞了

身體把毒包起來變成肉，
避免刺激身體

身體疼痛

血管堵塞了

血管開始有毒素堵塞，
故身體會疼

睡覺打鼾

氣管堵塞了

呼吸道累積了很多毒，
導致進氣不夠

沒生病 ≠ 沒事
沒生病只是毒還在忍受範圍內，故還沒生病

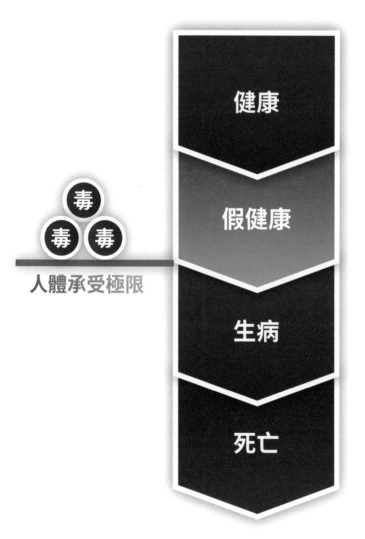

若毒繼續累積下去
等毒累積到超出人體忍受範圍時，人就生病了

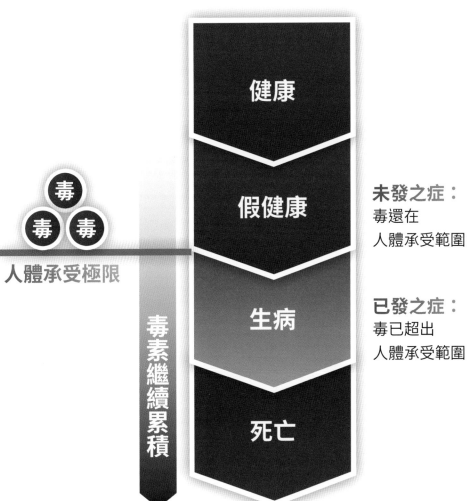

毒
毒　毒

人體承受極限

毒素繼續累積

健康

假健康

生病

死亡

未發之症：
毒還在
人體承受範圍內

已發之症：
毒已超出
人體承受範圍

身體求救訊號＝生病的臨界點
忽略了，接下來就是生大病了

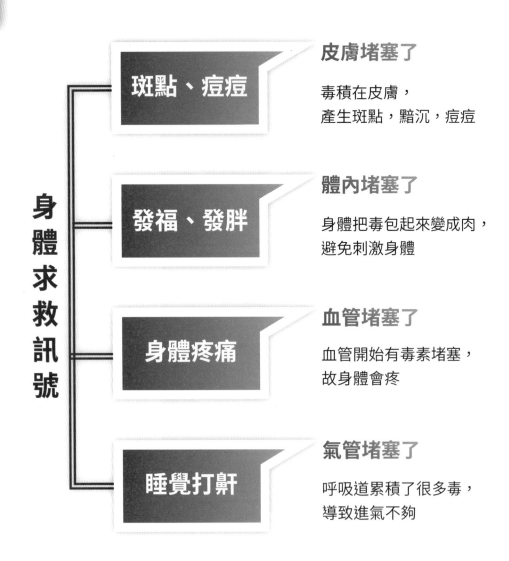

身體求救訊號

斑點、痘痘

皮膚堵塞了
毒積在皮膚，
產生斑點，黯沉，痘痘

發福、發胖

體內堵塞了
身體把毒包起來變成肉，
避免刺激身體

身體疼痛

血管堵塞了
血管開始有毒素堵塞，
故身體會疼

睡覺打鼾

氣管堵塞了
呼吸道累積了很多毒，
導致進氣不夠

很多人平常都不生病，一病就是大病
根本原因：早在生病前，體內就累積很多毒了

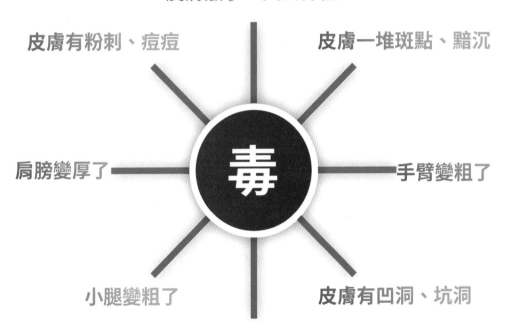

例如血管堵塞
先是三高，後面就是心血管疾病、中風、失智

毒素累積

毒素，透過血液循環路線往體外排
若沒排出去，毒素就透過血液循環路線流竄全身

血流不順

血液裡毒素過多，血液就會濃稠、血流就不順
高血壓、高血脂、高血糖、貧血、代謝症候群開始顯現

心血管疾病

毒素把血管給堵塞了，各種心血管疾病一一出現
心悸、心律不整、血管硬化、骨質疏鬆症、冠心症

重大疾病

心臟病、心肌梗塞、糖尿病、中風、失智、老人癡呆

例如氣管堵塞
先是打鼾、呼吸不順，後面就是肺炎、肺癌

毒素累積

透過呼吸，我們把很多廢氣、油煙、二手菸都吸進身體裡

呼吸不順

呼吸道累積的毒素一多，就會影響呼吸的順暢性
呼吸不順、呼吸困難、鼻塞、咳嗽、打鼾、胸悶、胸痛

呼吸道疾病

毒素把呼吸道給堵塞了，各種呼吸道疾病一一出現
鼻子過敏、鼻竇炎、咽喉炎、氣管炎、胸膜炎、咳嗽、哮喘

重大疾病

睡眠呼吸中止症、梅尼爾氏症、肺炎、肺水腫、肺腺癌

例如皮膚堵塞
先是過敏、長痘痘，後面就是牛皮癬、皮膚癌

毒素累積

皮膚是身體最大排毒器官，透過皮膚把毒排到體外

排毒不順

毒素卡在皮膚表層，影響排毒的順暢性
黑斑、粉刺、皮膚過敏、搔癢、濕疹、流汗少、不流汗

皮膚疾病

皮膚排毒管道受阻嚴重、各種皮膚病一一顯現
青春痘、富貴手、香港腳、灰指甲、異位性皮膚炎、疥癬

重大疾病

蜂窩性組織炎、紅斑性狼瘡、牛皮癬、皮膚癌

例如體內堵塞
先是體內發炎，後面就是脾溼、肝炎、肝癌

毒素累積

毒素太多了，開始從體表往體內處累積

發炎上火

毒素在體內亂竄，所到之處，發炎上火
嘴破、口臭、咽喉腫痛、尿黃、便秘、煩躁、失眠

脾濕痰多

毒素堵塞在體內，臟腑功能失調
肥胖、水腫、痛風、關節炎、痰多、潰瘍、視力下降

臟腑病變

腎臟病、尿毒症、糖尿病、心臟病、心肌梗塞、肝癌

身體求救訊號，也是老化的前兆
忽略了，身體就會開始變老，變醜

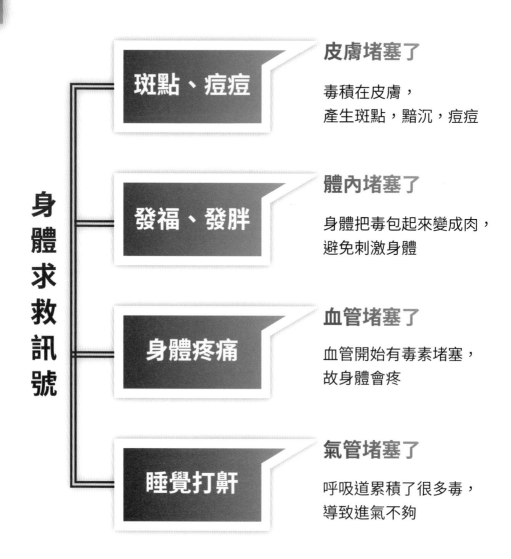

身體求救訊號

斑點、痘痘

皮膚堵塞了

毒積在皮膚，
產生斑點，黯沉，痘痘

發福、發胖

體內堵塞了

身體把毒包起來變成肉，
避免刺激身體

身體疼痛

血管堵塞了

血管開始有毒素堵塞，
故身體會疼

睡覺打鼾

氣管堵塞了

呼吸道累積了很多毒，
導致進氣不夠

身體老化的速度＝毒素累積的程度
毒素累積的越多，身體就老化的越快

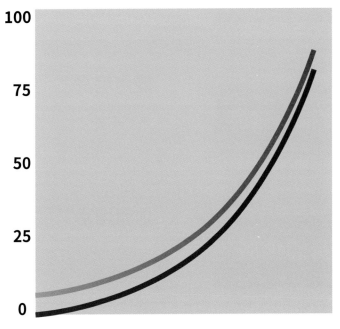

老化速度
毒素增加

千萬不要忽略身體發出的求救訊號
忽略了，接下來就是健康不見了，美麗不見了

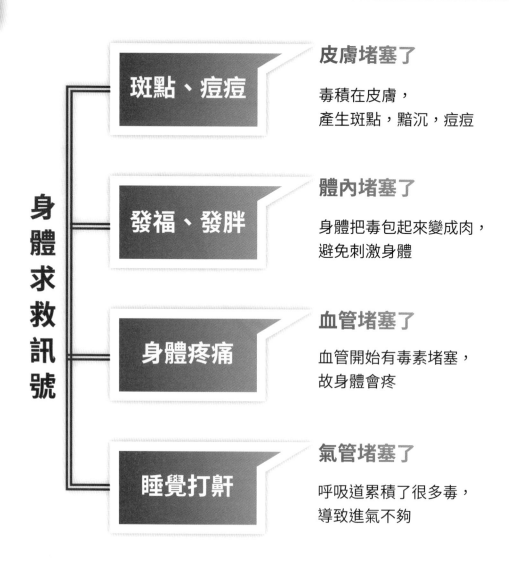

健康盲點

身體求救訊號

斑點、痘痘

皮膚堵塞了

毒積在皮膚，
產生斑點，黯沉，痘痘

發福、發胖

體內堵塞了

身體把毒包起來變成肉，
避免刺激身體

身體疼痛

血管堵塞了

血管開始有毒素堵塞，
故身體會疼

睡覺打鼾

氣管堵塞了

呼吸道累積了很多毒，
導致進氣不夠

2

健康盲點

毒：生病的源頭
人會生病，表示身體裡面已經積了太多毒了

累積在體表

累積到體內

健康
不舒服感
手腳冰冷
皮膚過敏
體內發炎
脾濕痰多
腎臟發炎
肝臟發炎
死亡

每天累積一點點毒，長期下來就不得了

毒：生病的源頭
想要把病治好，就要把體內的毒給一一清掉

累積在體表　　累積到體內

健康

不舒服感

手腳冰冷

皮膚過敏

體內發炎

脾濕痰多

腎臟發炎

肝臟發炎

死亡

把累積在體內的毒，一點一點清除

現代醫學的盲點：
只看到「已發之症」，沒看到「未發之症」

病 徵

已發之症	未發之症
生病了 **毒素嚴重累積者**	還沒生病 **毒素嚴重累積者**

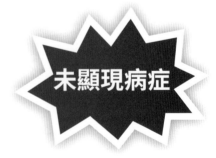

> 未發之症的毒雖然少一點，但還是毒
> 忽略未發之症的毒，毒就在身體裡繼續累積

治 療 情 形

已發之症	未發之症
生病了 **毒素嚴重累積者**	還沒生病 **毒素嚴重累積者**

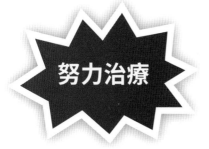

健康盲點

為什麼很多人的病一直治不好呢？
未發之症的毒沒清，病當然好不了

治 療 情 形

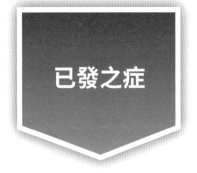

努力治療　　　　　　　忽略治療

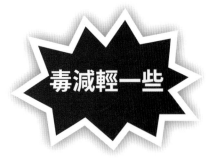

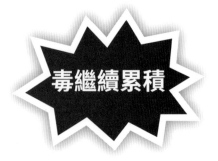

只治已發之症，沒治未發之症
未發之症的毒繼續在體內累積，病當然好不了

治 療 情 形

努力治療

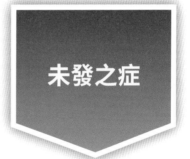

忽略治療

為什麼很多人的病治好了又復發呢？
因為病不是真的治好了，只是回到假健康狀態

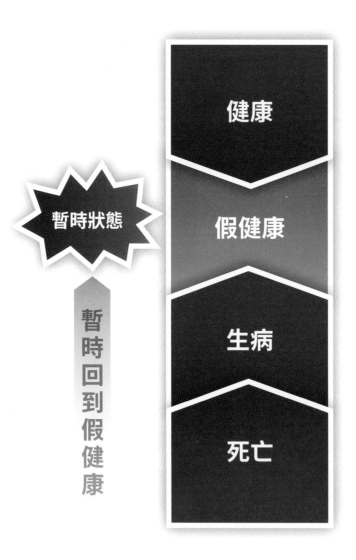

暫時狀態

暫時回到假健康

健康

假健康

生病

死亡

未發之症：
毒還在
人體承受範圍內

已發之症：
毒已超出
人體承受範圍

因為病不是真的治好了
等毒又累積超過人體忍受範圍時，病又復發了

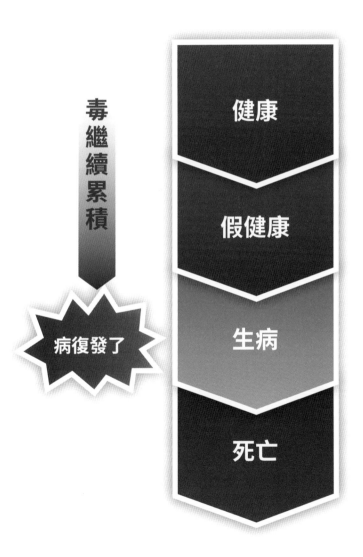

毒繼續累積

病復發了

健康

假健康

生病

死亡

未發之症：
毒還在
人體承受範圍內

已發之症：
毒已超出
人體承受範圍

現代醫學的盲點：
忽略「未發之症」，沒清理未發之症的毒

治 療 情 形

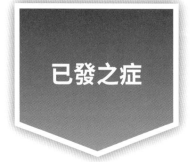

已發之症　　　　　　　　未發之症

努力治療　　　　　　　　忽略治療

毒減輕一些　　　　　　　毒繼續累積

3

找回健康

Part 1 ▶ 食品療法

輔助療法

人是很不容易生病的
萬一生病了，怎樣找回健康呢？

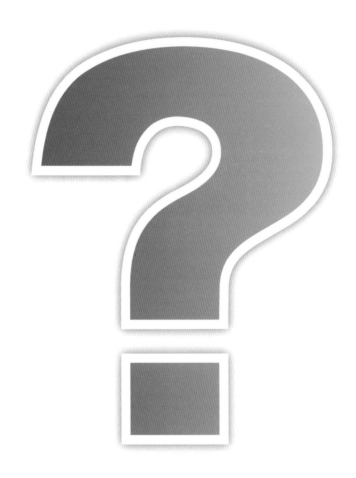

生病了，怎麼辦？

毒：生病的源頭
把體內的毒清了，身體就有機會找回健康

累積在體表　　累積到體內

健康

不舒服感

手腳冰冷

皮膚過敏

體內發炎

脾濕痰多

腎臟發炎

肝臟發炎

死亡

把累積在體內的毒，一點一點清除

找回健康

體內毒素這麼多，要怎樣清除呢？

清毒方式

排毒通道

臟腑器官

排毒通道	臟腑器官
1. 清腸道毒	1. 清肝臟毒
2. 清血管毒	2. 清心臟毒
3. 清身體毒	3. 清脾臟毒
4. 清氣管毒	4. 清肺臟毒
5. 清子宮毒	5. 清腎臟毒

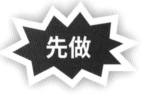
先做

後做

先把排毒通道的毒清掉，之後再清臟腑的毒

排毒通道的毒清了，體內的毒就容易順利排出

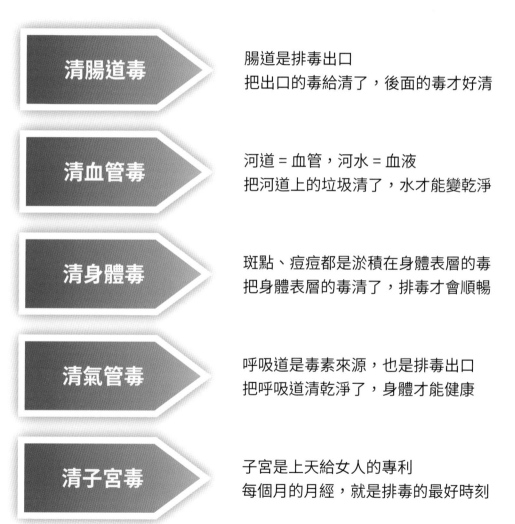

清腸道毒

腸道是排毒出口
把出口的毒給清了，後面的毒才好清

清血管毒

河道＝血管，河水＝血液
把河道上的垃圾清了，水才能變乾淨

清身體毒

斑點、痘痘都是淤積在身體表層的毒
把身體表層的毒清了，排毒才會順暢

清氣管毒

呼吸道是毒素來源，也是排毒出口
把呼吸道清乾淨了，身體才能健康

清子宮毒

子宮是上天給女人的專利
每個月的月經，就是排毒的最好時刻

找回健康

排毒通道的毒清了，接下來清臟腑器官的毒

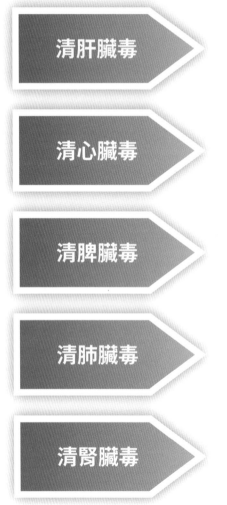

清肝臟毒
肝臟是身體最大的解毒化工廠
把肝臟的毒清了，可幫助肝臟正常運作

清心臟毒
心臟是身體引擎
心臟只要夠力，就可把營養素送到全身

清脾臟毒
脾臟是身體的營養轉換器
修復脾臟，讓身體可正常吸收營養

清肺臟毒
肺臟是身體的空氣清淨機
空氣汙染，可以想見肺臟積了多少毒

清腎臟毒
腎臟是身體的淨水場、過濾器
腎臟出問題了，身體就會老化出問題

只要把體內的毒清了，身體就會慢慢找回健康

累積在體表　累積到體內

把累積在體內的毒，一點一點清除

- 健康
- 不舒服感
- 手腳冰冷
- 皮膚過敏
- 體內發炎
- 脾濕痰多
- 腎臟發炎
- 肝臟發炎
- 死亡

在清除毒素的過程中，一定要多喝水
水是載具，多喝水才能把毒素快速排出

喝 水

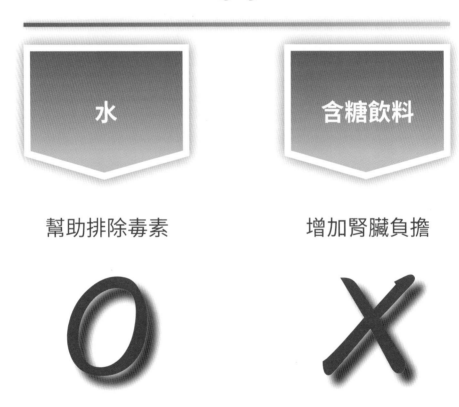

水若喝不夠，排毒效果會大打折扣

人是水做的，水是人體新陳代謝的要素
水若喝的不夠，連帶地也會加速人體的老化

找回健康

身 體 含 水 量

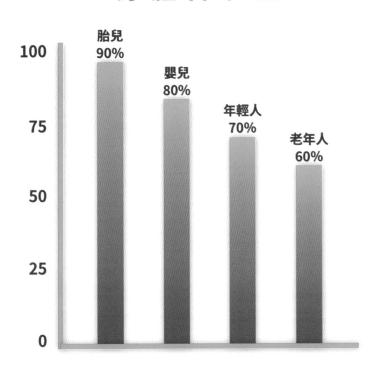

身體含水量越低，老化速度越快

在清除毒素過程中，必要時也要增加能量補給

治 病 方 法

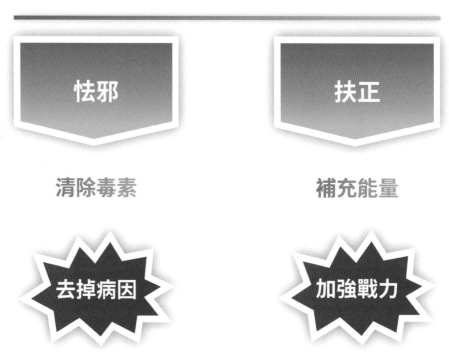

怯邪

扶正

清除毒素

補充能量

去掉病因

加強戰力

對重症病人，補充能量更是重要
很多重症病人最後都是因為體力不支而死的

身體要補充哪些能量呢？

提升戰力　　增加細胞免疫力，提升細胞作戰能力

打通經絡　　經絡通了，毒素更容易從體內排出去

補充酵素　　增加酵素＝增加身體生命力

增加益菌　　增加腸道菌＝增加援軍，幫忙打勝仗

透過「怯邪＋扶正」，把健康一步一步找回來

治 病 方 法

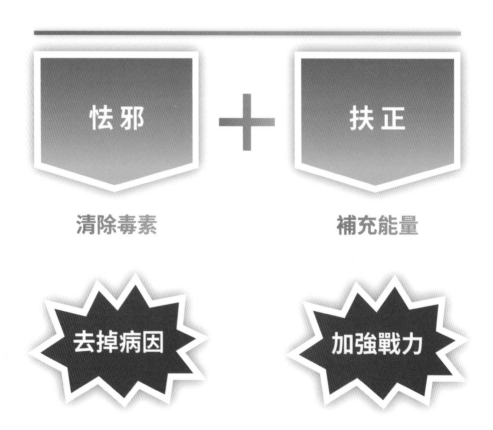

3

找回健康

食品療法

Part 2 ▶ 輔助療法

咖啡灌腸法：把大腸內的宿便汙垢徹底清除

找回健康

準備中

● 將 10 公克的有機咖啡豆磨成粉，加入約 1000 毫升的沸水中。

● 將鍋蓋掀開煮滾 3 分鐘後，再蓋上鍋蓋用小火繼續煮 15 分鐘。

● 使用咖啡濾紙或濾布濾去懸浮的咖啡渣，瀝出溶液再加熱水，重新加滿到 1000 毫升。

● 在咖啡溶液冷卻至體溫這段小時間內，為身體做好咖啡灌腸的準備

執行中

● 在地板上鋪上軟墊，上面罩上塑膠布和毛巾，然後躺在鋪著墊子的地板上。

● 向右側躺，兩腿同時向內縮起，姿勢放鬆，若因病痛無法向右側躺時，則可選擇平躺方式，但同樣要將腿縮起。

● 將灌腸袋掛在高處，將灌腸軟管輕輕放進缸門 15 公分深，讓咖啡灌腸液慢慢注入腸道中。

灌腸後

● 灌腸液滴完後身體躺正，此時可將雙腳翹起來靠在牆上，身體形成 L 型，然後開始按摩腹部，幫助腸道蠕動。

● 灌腸液注入腸道後，最佳停留時間是 12 ～ 15 分鐘再起來上廁所，這樣的排毒效果最好。

● 灌腸結束後，最好能補充益生菌，增加腸道大軍。

咖啡灌腸時注意事項：

施行理由

- 大腸是人體的垃圾處理場，也因此大腸是身體毒素累積最多的地方。
- 大腸排泄不順，後果就像垃圾堆在家裡腐敗、發臭最後產生毒素，危害到身體健康。
- 大腸是利用「蠕動」方式把糞便排掉，因為是蠕動所以不可能排得很乾淨。藉由咖啡灌腸，可以幫助大腸徹底把毒素清除乾淨。

比較說明

- 喝咖啡和咖啡灌腸效果是不同的，喝咖啡是純享受沒有咖啡灌腸的清腸效果的。
- 大腸水療和咖啡灌腸做法類似，但大腸水療涉及醫療器材問題，需要專業人員才能執行。
- 灌腸法可使用各式的材料，如咖啡、洋甘菊、檸檬汁、小麥草汁等，但以咖啡的清腸排毒效果最好。

注意事項

- 灌腸使用的灌腸袋、可用點滴袋，加裝灌腸軟管做成，這在一般醫療器材店都買得到。
- 灌腸袋使用的灌腸軟管，不能全家人共用，必須各自用各自的。
- 實行咖啡灌腸時，若身體無法一次接受 1000 毫升的液體進入腸道，那就先從可接受的量開始，慢慢適應，之後逐次增加到 1000 毫升。

找回健康

肝膽排毒法：把膽道系統中的沉澱物徹底排除

第一天白天

- 半日斷食，早餐可吃，但午餐和晚餐都不要吃。
- 可以的話，下午先做一次咖啡灌腸，確定腸道不會受到阻塞，有助於排出膽結石。
- 傍晚前一包清腸酵素。
- 傍晚後一包清腸酵素。

晚上十點

- 晚上 9:30 多喝些溫開水，藉以促進排便。
- 晚上 10 點喝下「檸檬汁＋橄欖油」混合液。
  檸檬汁現榨 200cc ＋初榨橄欖油 150cc，搖勻完全後再喝。
- 喝完後馬上躺下。向右側躺，兩腿同時向內縮起，
  側睡至少 20 分鐘以上。

凌晨時間

- 躺下後，把注意力放在肝臟上，靜靜感受自己身體發生的變化。
- 如果想要排便的話，就去排便，排便後，用濾網把膽結石從冀便裡篩出來。

第二天早上

- 早上一包清腸酵素。
- 中午一包清腸酵素。
- 早餐和午餐都吃南瓜桂圓小米粥，材料：南瓜、紅棗、桂圓、小米。
- 可以的話，傍晚做一次咖啡灌腸，把可能遺留在腸道裡的結石和毒素全部排出。

肝膽排毒時注意事項：

禁忌人員

● 有長期便秘者，必須先改善便秘現象，然後才能做肝膽排毒。

● 肝膽排毒是「瀉下」作用，女性月經來時和懷孕期間，不宜進行。

● 有嚴重心臟病，腎衰竭等重症患者，進行肝膽排毒，怕會有體力不支問題，故不宜進行。

操作方法

● 肝膽排毒最好選在週末進行，這樣心理就不會有壓力，且有足夠的休息時間。

● 有人做肝膽排毒時是利用瀉鹽來讓人排便順利，但瀉鹽會讓人脫水，並產生副作用，故最好改以清腸酵素代之。

● 實施肝膽排毒法時，有個步驟要喝檸檬汁和橄欖油的混合液，建議你最好憋氣一口氣喝完它，中間不要停頓，否則可能很難喝完

操作次數

● 一旦開始進行肝膽排毒，就必須持續地做，直到連續兩次都不再有任何結石排出為止，這表示肝膽裡的結石「暫時」被清乾淨了。

● 做肝膽排毒後，最好一，二天內再做一次咖啡灌腸這有助於排出可能卡在結腸裡的結石，避免有結石或毒素還留在結腸裡。

● 結石清除完畢後，以後每半年做一次肝膽排毒，這屬於預防性功夫，有助於身體保健。

泡澡排毒法：把堵在皮膚底層的毒素徹底排除

找回健康

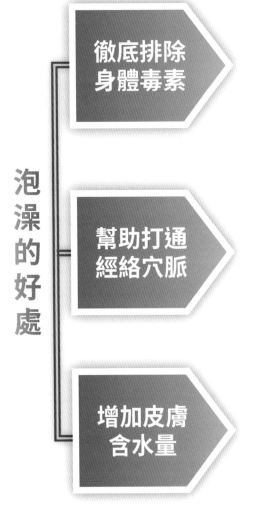

泡澡的好處

徹底排除身體毒素

皮膚是身體排毒通道，毒素會透過皮膚排出體外。因此，皮膚是身體裡一開始積存毒素最多的地方。透過泡澡方式，讓身體流汗，利用汗把毒素排掉。

幫助打通經絡穴脈

泡澡過程中，身體體溫會增加，身體體溫增加後，可幫忙打通經絡穴脈，經絡穴脈暢通，微血管循環就不容易堵塞了。

增加皮膚含水量

皮膚是身體排毒通道，毒素會透過皮膚排出體外。因此，皮膚是身體裡一開始積存毒素最多的地方。透過泡澡方式，讓身體流汗，利用汗把毒素排掉

泡澡排毒時注意事項：

泡澡方式

● 泡澡水中可加一把海鹽：海鹽中含有許多礦物質和微量元素，可幫助代謝排毒。

● 泡澡水中可加一杯天然醋 (非化學醋)：醋可以軟化皮膚角質層，幫助老化的角質層進行新陳代謝。

● 泡澡水中可加二罐米酒：酒可幫助氣血運行，泡澡水中加酒，可幫助形成氣場，增加排毒功效。

多喝水

● 泡澡是透過「流汗」方式來排除累積在皮膚底層裡的毒素，因此在泡澡過程中要多喝水。

● 水喝得多，汗就排得多，毒也跟著排得多。所以，在泡澡過程中，多喝點水能幫助排毒。

● 喝的水最好是「溫熱水」，這樣身體就不用耗用能量把水加溫，可以加快身體排汗速度。

判斷標準

● 泡澡是透過排汗方式來排毒，因此泡澡時要泡到全身都熱透，判斷標準是有沒有出油汗，而且最好是能泡到洗出一層汙垢。

● 出油汗，表示皮脂腺已經把它包覆的毒素釋放出來，這樣才有排毒效果。

● 出完油汗後才可去沖水洗澡，而且建議是沖冷水，這樣利用熱漲冷縮原理，徹底把油脂從皮脂腺深處擠壓出來。

油漱排毒法：把口腔牙齒裡細菌毒素徹底清除

油漱做法

- 油漱前先喝一杯水，藉以增加唾液分泌量，然後取一口油含進嘴裡，開始進行油漱。
- 油漱過程中嘴巴要一直閉著，並在嘴裡攪動這些油，透過吸一吸，推一推，漱一漱，讓油穿過牙齒佈滿口腔的每一個地方。
- 讓油在嘴裡持續翻攪 15 ～ 20 分鐘，油漱過程中，油會產生「皂化（乳化）反應」，油漱的時間越長，清毒效果就越好。
- 20 分鐘後，把嘴裡的油吐在垃圾桶或塑膠袋中，最好不要吐在水槽或馬桶裡，避免一段時間後造成水槽或馬桶阻塞。
- 吐完口中的油後，用鹽巴漱口，把口中剩餘的油和毒素清乾淨。

油漱原理

- 細菌的細胞膜是由脂質構成，具有防水的特性，只有油（脂肪）才能滲透進去，故油漱就是利用「同性相吸」的原理，透過油把口腔裡的細菌毒素都吸到油裡面。
- 因為油漱是利用同性相吸的原理，故用任何一種油都有效，不一定要限制是橄欖油，椰子油，或葵花油。
- 當你把油放進嘴裡翻攪時，口腔裡的細菌毒素就會被牽引出來吸到油裡面，你翻攪的越久，吸出來的細菌毒素就會越多。

油漱排毒時注意事項：

油漱好處

● 眼睛是靈魂之窗，而口腔則是軀體之窗，透過觀察一個人的口腔，就可充分解讀這個人的健康狀況。

● 利用油漱把口腔牙齒裡的細菌毒素排掉後，馬上受益的就是牙齒，牙齒的健康狀況馬上會獲得改善，其次是身體的健康狀況也會獲得改善。

施行時間

● 任何時間都可進行油漱，但盡量避免吃飽飯後，這是避免油漱味道造成反胃情形。

● 建議一天最少做兩次，早上吃早餐前一次，晚上睡覺前一次。

● 如果想多做的話，建議餐前油漱，這樣就可以在餐前就把細菌毒素清除，避免這些細菌毒素和食物一起被吞進肚子裡。

注意事項

● 油漱完後的油切記不能吞下去，因為這些油已經吸附了口腔裡所有的細菌和毒素，這些油比什麼都毒，你不會想把這些毒吃進去吧。

● 油漱過程中，不要用「仰天漱口」的方式漱口，這可能會讓你一不小心就吞進一些毒油。

● 萬一油漱過程中不小心吞了一點油下去，別擔心，這不會要了你的命，只不過是盡量避免就是了

斷食排毒法：把體內深層的毒素徹底清除出來

找回健康

斷食理由

● 我們養成一個習性，時間到了要吃，肚子沒餓要吃，別人吃也跟著吃，隨時隨地都在吃。

● 因為吃（熟食），胰臟拼命製造消化酵素，全力支援身體分解食物，胰臟過度工作造成各種慢性病纏身。

● 因為吃（熟食），身體把處理廢物的任務暫時擱置，傾全力去處理食物，導致體內成了垃圾堆積場，大量囤積毒素。

● 斷食，讓胃空著，讓消化休息，把平常用於消化所需的能量轉嫁到體內的治癒和排毒系統，讓代謝徹底進行、毒素徹底排出。

酵素斷食

● 斷食時，身體會燃燒備用燃料脂肪，若體內酵素不足，無法把脂肪燃燒的副產物乙醯丙酮快速代謝掉，人會有昏迷風險。若採用酵素斷食方式，體內有足夠的酵素原料，就可快速將乙醯丙酮排出，避開丙酮血症風險。

● 單純不吃，只喝水（清水斷食法）也可以啟動身體排毒，但有更安全的酵素斷食法時，實在不用讓身體承受非必要的風險。

酵素選擇

● 如果選用的酵素讓你在斷食過程中出現嚴重的飢餓感和身體寒冷症狀，表示該款酵素不適合做斷食，必須另選其他酵素。

斷食排毒時注意事項：

斷食時間

- 半日斷食：早上空腹，繼續承接晚上睡覺時的排毒努力，給身體充份的時間和空間去清除廢物，徹底將體內的廢物排出體外。不過半日斷食要持續做才會有效，才會看到成果。
- 七天斷食：七天為最佳天數，因為身體會在前三天把腸道近期還未清乾淨的糞便移出，接著後面幾天才會把腸道又黏又臭的深層宿便清出。故天數不足，很難體會斷食精隨。

循序漸進

- 斷食要循序漸進，斷食前飲食量要逐日減少，讓身體慢慢適應，這樣斷食才容易成功。
- 復食要循序漸進，不能一恢復進食就馬上大吃大喝。斷食一星期會完成大規模的腸道整頓，讓腸道乾淨到某個程度，因此復食時，必須給身體時間和空間去調適調養。

實施方式

- 以餐為單位，每餐都沖泡一壺 600cc 的酵素飲品，然後每隔一小段時間喝一口，持續補充能量。
- 沖泡方式：將濃縮的酵素原液 100cc，加入 500cc 的水，沖泡成一壺 600cc 的酵素飲品。
- 斷食時，有人會在第一、二天感到肚餓，那是身體時鐘習慣了在某個時間響鬧，喝點酵素飲品，找些事來做，很快就解決了。
- 斷食過程中，一定會有短暫的不適，但如果實在是受不了，不要硬撐，立即中斷斷食。

找回健康

4

醫病常識

Part 1 ▶ 醫病認知

　　　　 瞑眩反應

　　　　 上醫之道

冰凍三尺，非一日之寒
疾病，體內毒素長期累積造成的結果

醫病常識

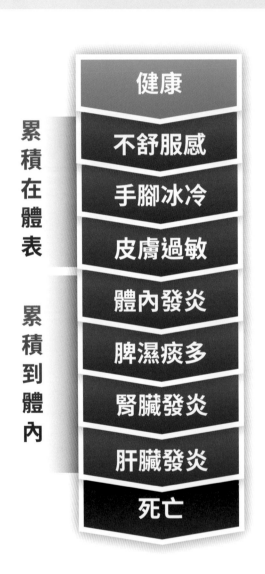

累積在體表　　累積到體內

健康

不舒服感

手腳冰冷

皮膚過敏

體內發炎

脾濕痰多

腎臟發炎

肝臟發炎

死亡

每天累積一點點毒，長期下來就不得了

病不是一天造成的
想找回健康，也不是短時間內就可解決的

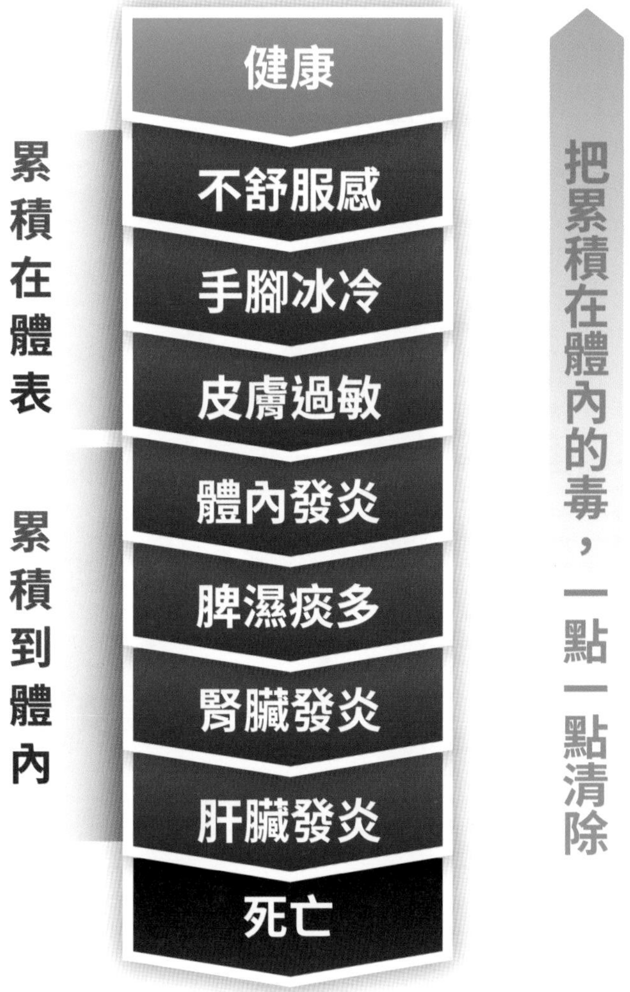

累積在體表

累積到體內

健康
不舒服感
手腳冰冷
皮膚過敏
體內發炎
脾濕痰多
腎臟發炎
肝臟發炎
死亡

把累積在體內的毒，一點一點清除

醫病常識

生病了，表示體內的毒已經累積的很嚴重了

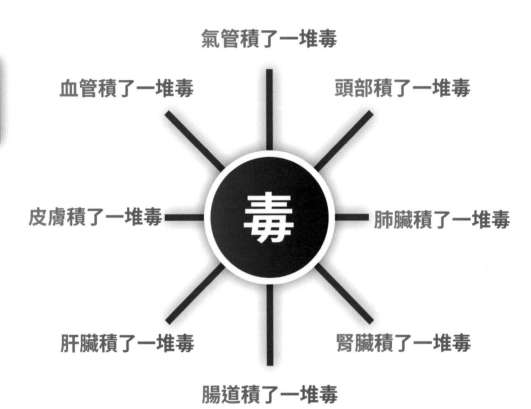

醫病常識

生病了，要花很大的力氣才能把健康找回來

氣管積了一堆毒

血管積了一堆毒　　　頭部積了一堆毒

皮膚積了一堆毒　　　肺臟積了一堆毒

肝臟積了一堆　　　　積了一堆毒

腸道積了一堆毒

醫病常識

體內這些毒要一一去掉，健康才有可能找得回來

要找回健康，越早越好
越早解毒，成本越低，找回健康的機會也越大

醫病常識

排 毒

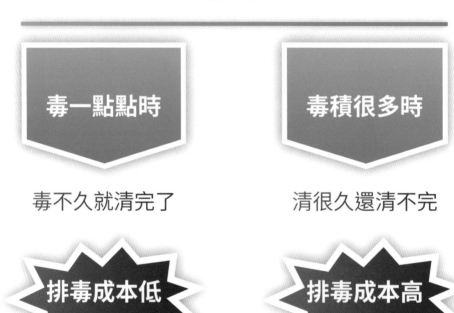

毒少清得快，毒多清得慢
越早清毒，越早把健康找回來！

找回健康，其實就是在清除體內的毒
把體內的毒清乾淨了，身體也就跟著好起來了

清 毒 方 式

排毒通道

1. 清腸道毒
2. 清血管毒
3. 清身體毒
4. 清氣管毒
5. 清子宮毒

臟腑器官

1. 清肝臟毒
2. 清心臟毒
3. 清脾臟毒
4. 清肺臟毒
5. 清腎臟毒

毒＝生病的源頭

把體內的毒清了，身體就有機會找回健康！

體內的毒沒清乾淨，病是治不好的
現代醫學最大盲點就是忽略未發之症的毒沒清

病 徵

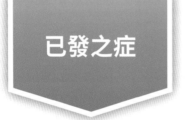

毒素嚴重累積者　　　　　　毒素累積較少者

未發之症的毒沒清，毒就繼續累積
等毒又累積超過人體忍受範圍時，病又復發了

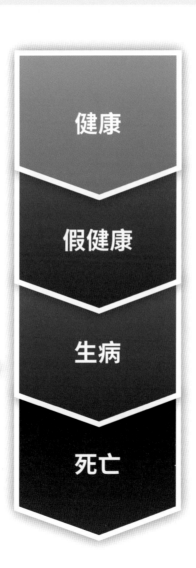

毒繼續累積

病復發了

健康

假健康

生病

死亡

未發之症：
毒還在
人體承受範圍內

已發之症：
毒已超出
人體承受範圍

醫病常識

毒：生病的源頭
把毒清了，身體才有機會把健康找回來

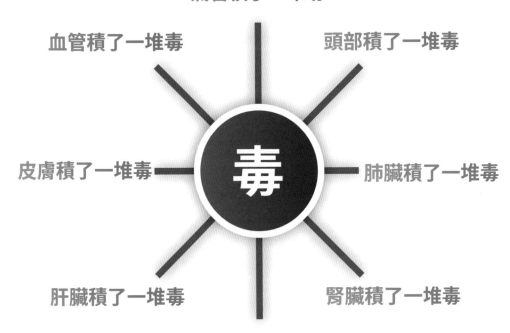

把體內的毒都一一去掉
身體才有機會把健康找回來

4

醫病常識

在找回健康過程中，身體一定會產生瞑眩反應

瞑眩反應（排毒反應）

平常時刻

自然排毒，沒感覺

增加的毒＞排出去的毒

沒感覺

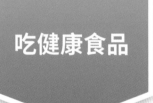

吃健康食品

強迫排毒，感覺大

強迫把體內的毒排出體外

感覺大

醫病常識

瞑眩反應＝身體強迫排毒反應
瞑眩反應的大小，和體內毒素累積的程度有關

瞑眩反應（排毒反應）

毒素嚴重者	毒素較少者
反應大，身體感覺不適	反應小，或是沒感覺

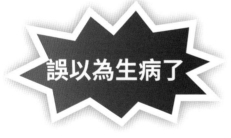

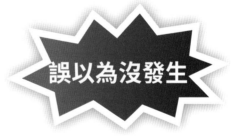

瞑眩反應 ＝ 排毒反應
毒素累積較輕微者，排毒反應較小，常誤以為沒發生

平常，毒被包覆在身體裡某個角落
清毒時，毒被強迫排出，造成瞑眩反應

醫病常識

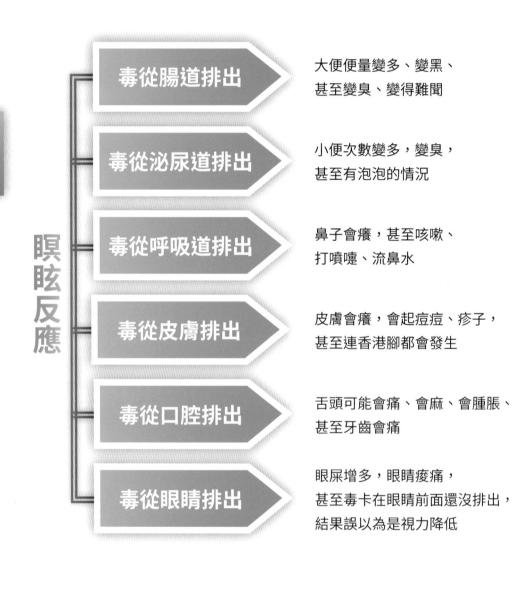

瞑眩反應

毒從腸道排出　　大便便量變多、變黑、
　　　　　　　　甚至變臭、變得難聞

毒從泌尿道排出　小便次數變多，變臭，
　　　　　　　　甚至有泡泡的情況

毒從呼吸道排出　鼻子會癢，甚至咳嗽、
　　　　　　　　打噴嚏、流鼻水

毒從皮膚排出　　皮膚會癢，會起痘痘、疹子，
　　　　　　　　甚至連香港腳都會發生

毒從口腔排出　　舌頭可能會痛、會麻、會腫脹、
　　　　　　　　甚至牙齒會痛

毒從眼睛排出　　眼屎增多，眼睛痠痛，
　　　　　　　　甚至毒卡在眼睛前面還沒排出，
　　　　　　　　結果誤以為是視力降低

酸疼麻癢、長痘痘、長水泡、發冷、不舒服
發生這些反應，表示體內的毒正在努力排出中

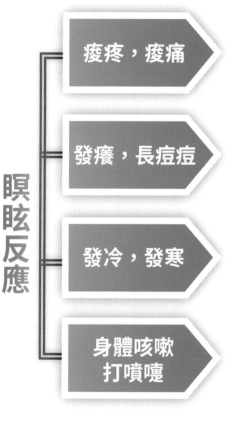

瞑眩反應

痠疼，痠痛

通則不痛，痛則不通，
當血管裡毒素被強迫排出時，
該處血管會感到疼，痠痛。

發癢，長痘痘

皮膚是身體最大的排毒器官，
當毒素要排出體外時，皮膚會發炎發
癢，甚至長痘痘，起水泡。

發冷，發寒

當體內寒氣要排出時，身體會發冷、
發寒，等寒氣排出了，身體就不冷，
不寒了，而且體溫會上升。

**身體咳嗽
打噴嚏**

當氣管或肺裡的髒東西要被排除時，
一定會引起咳嗽，打噴嚏。

醫病常識

排毒過程中，身體一定不舒服。
毒排出體外後，身體就會變健康了。

毒：生病的源頭
身體把毒排出後，身體一定會產生好轉現象

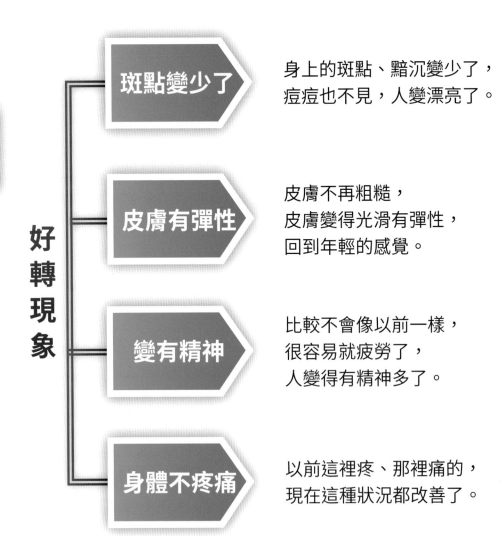

醫病常識

好轉現象

斑點變少了
身上的斑點、黯沉變少了，痘痘也不見，人變漂亮了。

皮膚有彈性
皮膚不再粗糙，皮膚變得光滑有彈性，回到年輕的感覺。

變有精神
比較不會像以前一樣，很容易就疲勞了，人變得有精神多了。

身體不疼痛
以前這裡疼、那裡痛的，現在這種狀況都改善了。

身體排毒，就像在清臭水溝
清時，水更髒更臭，清完了，水就變乾淨了

清臭水溝　　排毒反應

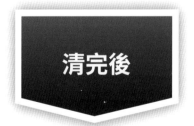

清時

清時，水更髒更臭
（清出來的汙垢把水弄髒了）

排毒時

排毒時，身體不舒服
（毒排出體外時，刺激身體）

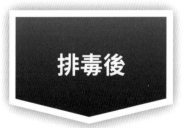

清完後

清完後，水變乾淨了
（汙垢清掉了，水當然乾淨了）

排毒後

清完後，身體變健康了
（毒排掉了，身體當然變好了）

千萬不要被瞑眩反應給嚇著了
若產生瞑眩反應，恭喜你，你就要找回健康了

瞑眩反應（排毒反應）

平常時刻

吃健康食品

自然排毒，沒感覺　　　　**強迫排毒，感覺大**

增加的毒＞排出去的毒　　　　強迫把體內的毒排出體外

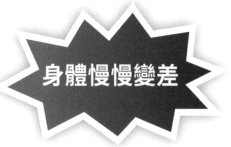

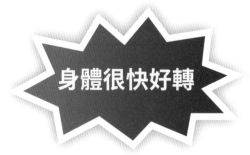

4

醫病常識

醫病認知

暝眩反應

Part 3 ▶ 上醫之道

病其實是有跡可循的
病是從量變到質變，慢慢「變壞」的過程

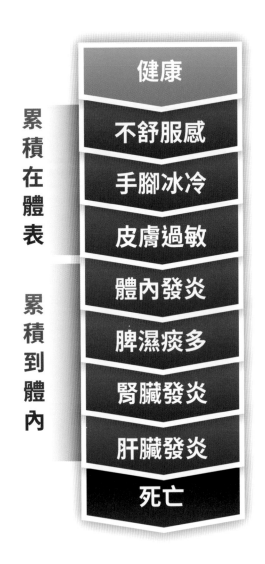

累積在體表

累積到體內

健康
不舒服感
手腳冰冷
皮膚過敏
體內發炎
脾濕痰多
腎臟發炎
肝臟發炎
死亡

每天累積一點點毒，長期下來就不得了

病是體內毒素慢慢累積的結果
在未生病前就把毒清掉，人就有機會不生病

氣管積了一堆毒

血管積了一堆毒　　　　　頭部積了一堆毒

皮膚積了一堆毒

毒

肺臟積了一堆毒

肝臟積了一堆毒　　　　腎臟積了一堆毒

腸道積了一堆毒

在未生病前就把毒清掉，人是有機會不生病的

人為什麼會生病？
當體內的毒超出人體忍受範圍時，人就生病了

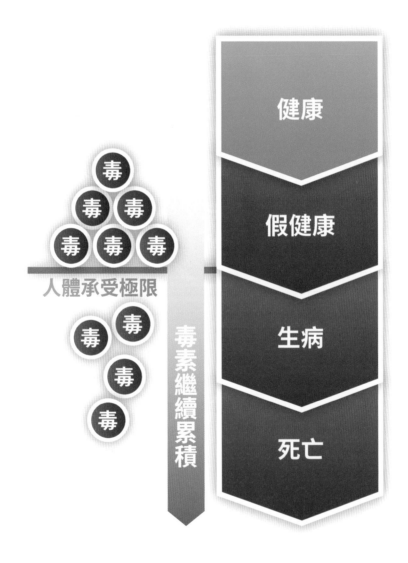

怎樣讓人不生病呢？
只要體內保持少毒或無毒狀態，人就不生病了

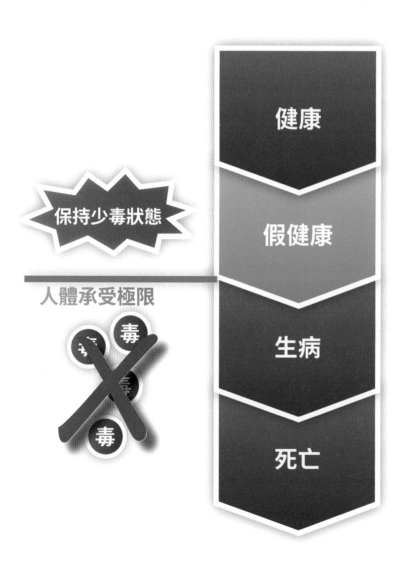

毒：生病的源頭
搞懂毒素理論，每個人都可以成為「上醫」

上醫（上工）

治未病

未病：還未生病
　　　毒還在人體忍受範圍內，
　　　故未生病

中醫（中工）

治欲病

欲病：即將生病
　　　也就是發病之初，
　　　病還算輕微

下醫（下工）

治已病

已病：已經生病了
　　　毒已超出人體承受範圍，
　　　故生病了

想當「上醫」並不難
在未生病前就把體內的毒清了，你就是上醫了

清 除 毒 素

排毒通道

1. 清腸道毒
2. 清血管毒
3. 清身體毒
4. 清氣管毒
5. 清子宮毒

臟腑器官

1. 清肝臟毒
2. 清心臟毒
3. 清脾臟毒
4. 清肺臟毒
5. 清腎臟毒

毒＝生病的源頭

把體內的毒清了，人就有機會不生病

人是有辦法健康活到老的
保持體內少毒或無毒狀態，人就可健康活到老

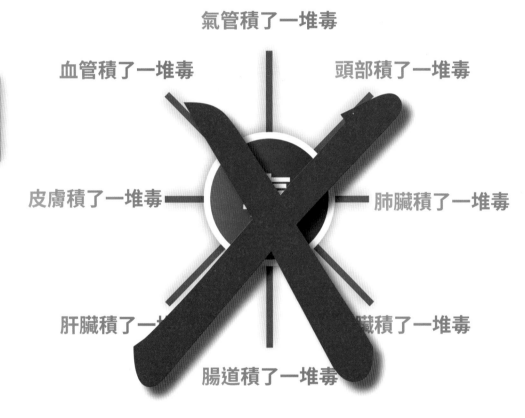

氣管積了一堆毒

血管積了一堆毒　　　頭部積了一堆毒

皮膚積了一堆毒　　　　肺臟積了一堆毒

肝臟積了一堆　　　　臟積了一堆毒

腸道積了一堆毒

把體內的毒清掉，人就有機會健康活到老

5

保健之道

Part 1 ▶ 生病之惡

保健之道

老生常談

人是很不容易生病的
人生病了，表示體內累積了太多太多毒了

保健之道

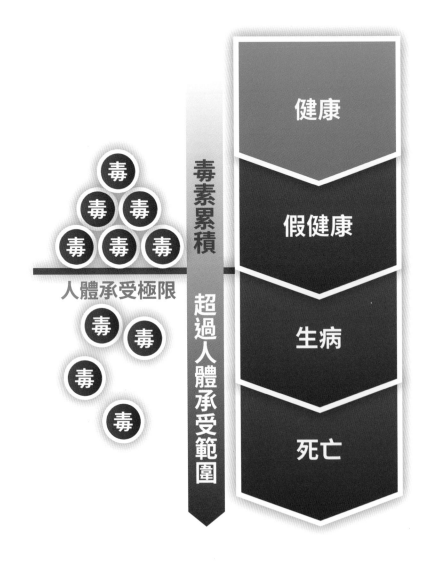

身體求救訊號＝生病的臨界點
忽略了，接下來就是生大病了

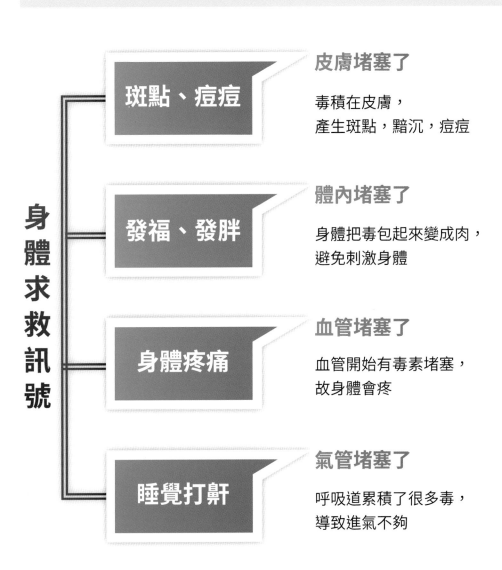

身體求救訊號

斑點、痘痘

皮膚堵塞了

毒積在皮膚，
產生斑點，黯沉，痘痘

發福、發胖

體內堵塞了

身體把毒包起來變成肉，
避免刺激身體

身體疼痛

血管堵塞了

血管開始有毒素堵塞，
故身體會疼

睡覺打鼾

氣管堵塞了

呼吸道累積了很多毒，
導致進氣不夠

保健之道

人生病了，首先面對的是身體病痛問題
生小病還好，萬一生大病了，可能生不如死

身體病痛

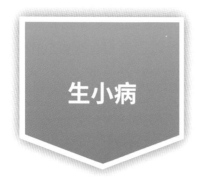

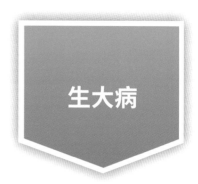

忍忍就過了

人很能忍的，忍忍就過了

生不如死

病痛到想死，卻又死不了

除了病痛外，接下來面對現實錢的問題
生小病還好，萬一生大病了，錢根本不夠用

經濟問題

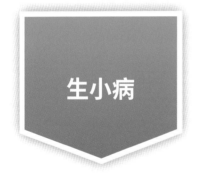

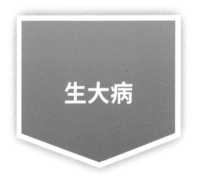

錢還付得出來

有健保，錢還付的出來

錢不夠用

龐大醫療費用，錢都用光了

人生病了，世界可能從此變了樣
原本幸福快樂的日子，可能從此就沒了

生病了

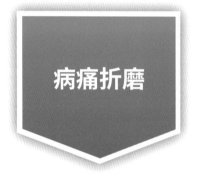

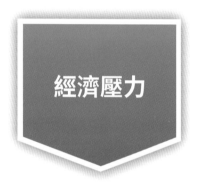

生不如死

病痛到想死，卻又死不了

錢不夠用

龐大醫療費用，錢都用光了

保健之道

萬一生的病更嚴重點，必須請看護照顧
就算家中存款再多，最後家也可能會毀了

例：中風，失智症… 必須請看護照顧

每月照顧花費

	一個月生活費用	14000 元
+	一個月看護費用	26000 元
=	**一個月照顧費用**	**40000 元**

每年照顧花費

	一個月照顧費用	40000 元
x	一年 12 個月	
=	**每年照顧費用**	**480000 元**

長期照顧花費

台灣平均死亡年齡：80 歲
若 65 歲生病，照顧費用最少 720 萬
若 70 歲生病，照顧費用最少 480 萬
若 75 歲生病，照顧費用最少 240 萬

久病無孝子
面對龐大經濟壓力，再孝順的人都可能撐不住！

千萬不要讓自己有機會生病
生病了，不僅自己毀了，家也可能沒了

生病了

病痛折磨

經濟壓力

生不如死

想死死不了，想活活不了

拖累家人

錢花光了，陷入愁雲慘霧

生病了，可能什麼都毀了
自己毀了，家也跟著毀了

5

保健之道

生病之惡

Part 2 ▶ 保健之道

老生常談

人其實很不容易生病的
人會把毒打包起來丟到角落，避免刺激身體

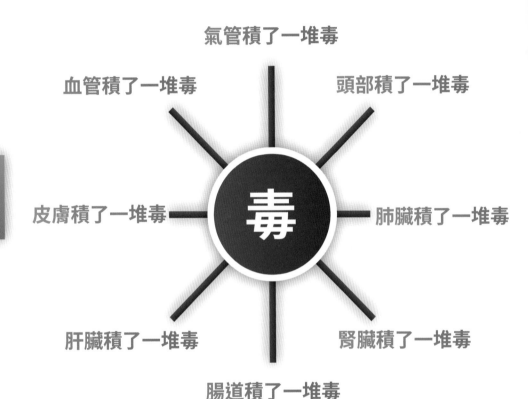

想要不生病，其實很簡單
只要體內保持無毒或少毒，人就不容易生病了

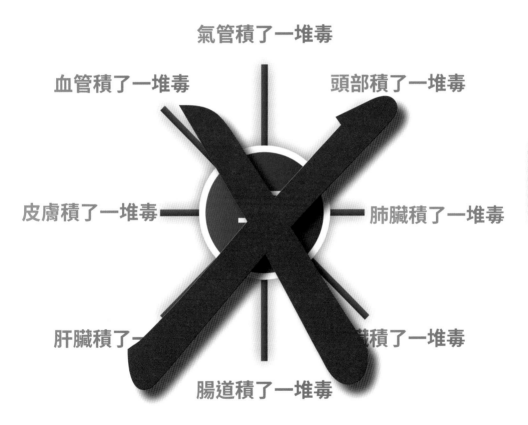

氣管積了一堆毒

血管積了一堆毒　　頭部積了一堆毒

皮膚積了一堆毒　　肺臟積了一堆毒

肝臟積了一　　　積了一堆毒

腸道積了一堆毒

怎樣做可以讓自己體內無毒或少毒呢？

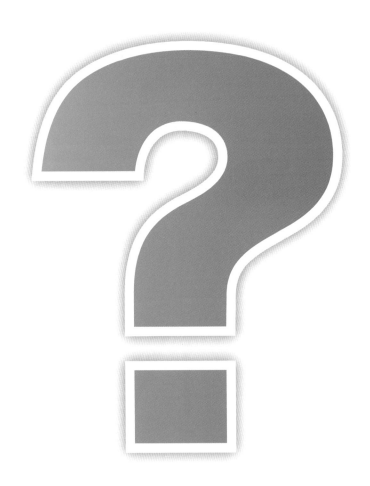

怎樣讓體內無毒或少毒呢？

保健之道做法：
想辦法減少毒素增加＋想辦法增加毒素排出

毒素增加

嘴巴吃進來的
＋　鼻子呼吸來的
＋　皮膚接觸來的
＋　身體代謝產生
＋　心裡情緒造成
＝ **身體增加的毒**

減少

毒素排出

從腸道排出
＋　從泌尿道排出
＋　從呼吸道排出
＋　從皮膚排出
＋　從口腔排出
＋　從眼睛排出
＝ **身體排出的毒**

增加

毒素結餘　　**變成負數**

保健之道

只要毒素排出＞毒素增加
體內的毒就會越來越少，身體就會越來越好

怎樣減少毒素增加呢 ？
從毒素來源著手，減少毒素增加的機會

保健之道

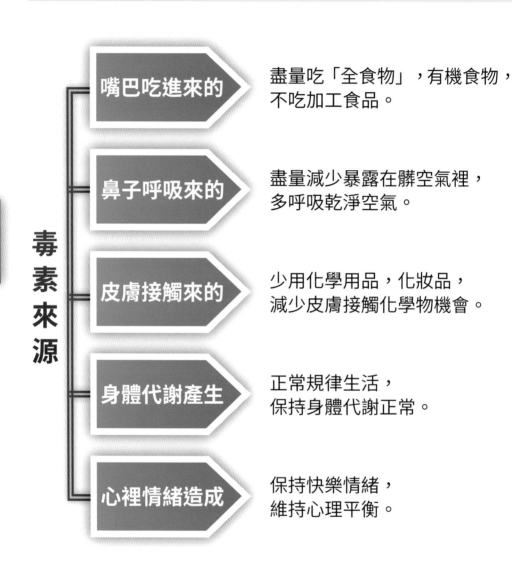

毒素來源

嘴巴吃進來的 盡量吃「全食物」，有機食物，不吃加工食品。

鼻子呼吸來的 盡量減少暴露在髒空氣裡，多呼吸乾淨空氣。

皮膚接觸來的 少用化學用品，化妝品，減少皮膚接觸化學物機會。

身體代謝產生 正常規律生活，保持身體代謝正常。

心裡情緒造成 保持快樂情緒，維持心理平衡。

怎樣增加毒素排出呢 ？
從毒素排除著手，把體內的毒強迫排出

清 除 毒 素

排毒通道	臟腑器官
1. 清腸道毒	1. 清肝臟毒
2. 清血管毒	2. 清心臟毒
3. 清身體毒	3. 清脾臟毒
4. 清氣管毒	4. 清肺臟毒
5. 清子宮毒	5. 清腎臟毒

保健之道

透過排毒療法，把體內的毒強迫排出

只要毒素排出 > 毒素增加
身體裡面的毒就會越來越少

毒素排出	毒素增加

從腸道排出

+ 從泌尿道排出
+ 從呼吸道排出
+ 從皮膚排出
+ 從口腔排出
+ 從眼睛排出

嘴巴吃進來的

+ 鼻子呼吸來的
+ 皮膚接觸來的
+ 身體代謝產生
+ 心裡情緒造成

= 身體排掉的毒　　　　= 身體增加的毒

體內的毒越來越少，身體當然就越來越健康了

累積在體表　　累積到體內	健康	把累積在體內的毒，一點一點清除
	不舒服感	
	手腳冰冷	
	皮膚過敏	
	體內發炎	
	脾濕痰多	
	腎臟發炎	
	肝臟發炎	
	死亡	

保健之道

123

保健之道

5

保健之道

你多久沒曬太陽了？
陽光是最好的藥，多曬很多疾病就不見了！

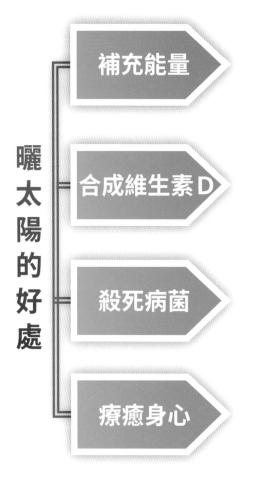

曬太陽的好處

補充能量

植物透過光合作用把「太陽能量」轉化儲存起來，我們食用植物，就是吸收這些被植物封存的太陽能量，太陽是所有能量的來源，直接曬太陽直接接收太陽能量。

合成維生素D

維生素D缺乏，會造成骨骼出問題，甚至造成骨質疏鬆症，要解決維生素D缺乏的問題，不用吃藥，只要曬太陽就有了。

殺死病菌

紫外線是最強力的殺菌劑和抗病劑，曝曬在陽光下，許多細菌、病菌、微生物都會被殺死，曝曬在陽光下，可以增強免疫功能，降低罹病的風險。

療癒身心

長久不曬太陽，心情一定沮喪，悲傷，甚至發生憂鬱症，解決之道：多曬太陽，憂鬱的心情自然一掃而空，輕鬆愉快。

陽光是最好的藥和養份
多曬太陽，很多疾病甚至不藥而癒

陽光是人不可或缺的能量來源
曬太陽時，要注意哪些原則呢？

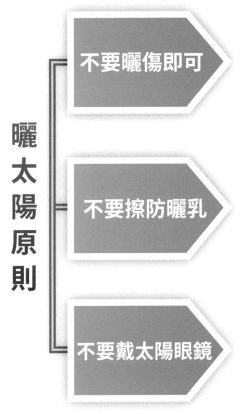

曬太陽原則

不要曬傷即可

曬太陽是要直接吸收太陽能量，
故多多益善人有自我防護機制，
當過量時，身體會提醒你要停止了，
曬傷就是身體發出的「停止訊號」，
要求你停止日曬了。

不要擦防曬乳

使用防曬乳，
大大降低皮膚製造維生素 D 能力
使用防曬乳，讓人誤以為可以安心曬太
陽，反而造成過度曝曬。
過度曝曬加上皮膚有害化學藥品，
導致皮膚細胞受損，腫瘤產生。

不要戴太陽眼鏡

太陽眼鏡，阻隔眼睛對光線的吸收，
造成眼球肌肉退化，
多曬太陽可以減輕眼睛畏光的症狀
並且有效改善視力。

保健之道

**陽光是最好的能量來源
你可自由取用，而且不用花任何一毛錢**

你多久沒和大地接觸了 ？
我們生活在大地上，但幾乎都和大地絕緣

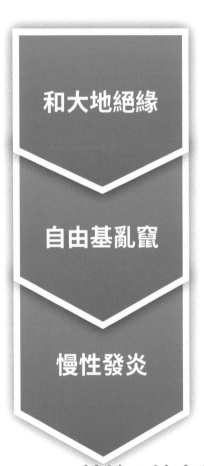

和大地絕緣

白天，
腳穿著絕緣材質的鞋，和大地隔離。
晚上，
睡在高出地面的床上，和大地隔離。

自由基亂竄

體內自由基過多，
擾亂人體正常電生化反應。

慢性發炎

體內電場失衡，
造成各種慢性病並加速老化。

接地：健康公式上的一個失落環節
現代人生活在大地上，但都與大地斷絕了聯繫

大地是最好的抗氧化劑和消炎劑
只要「接地」了，體內自由基就不再作亂

接 地 的 好 處

電子設備

利用「接地線」接地

排除靜電

排除靜電，避免短路干擾

機械運作正常

機器運作正常，避免損害發生

人

「打赤腳」和大地接觸

排除靜電

排除體內電荷，消除自由基

身體運作正常

體內電場平衡，防止慢性發炎

保健之道

你吸進來的氧氣夠身體用嗎 ？
現代人普遍慢性缺氧，導致各種疾病發生

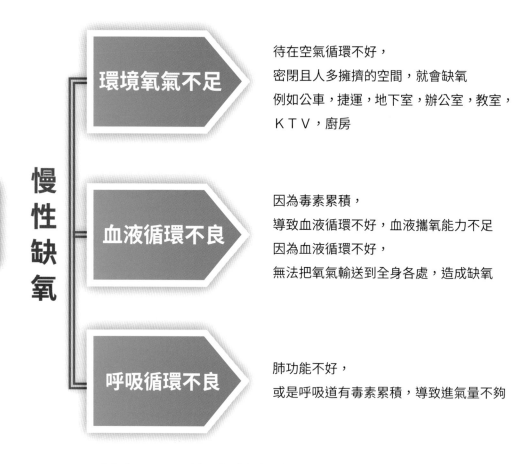

保健之道

慢性缺氧

環境氧氣不足
待在空氣循環不好，
密閉且人多擁擠的空間，就會缺氧
例如公車，捷運，地下室，辦公室，教室，
ＫＴＶ，廚房

血液循環不良
因為毒素累積，
導致血液循環不好，血液攜氧能力不足
因為血液循環不好，
無法把氧氣輸送到全身各處，造成缺氧

呼吸循環不良
肺功能不好，
或是呼吸道有毒素累積，導致進氣量不夠

缺氧：吸進來的氧氣不夠身體所需
缺氧會產生自由基，造成慢性發炎、加速老化

現代人慢性缺氧嚴重
怎樣解決慢性缺氧的問題呢？

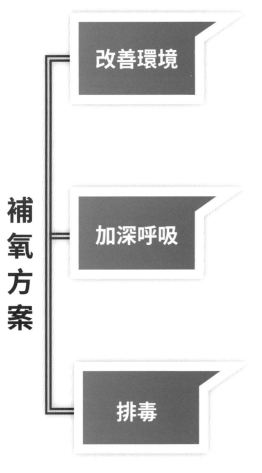

補氧方案

改善環境

加深呼吸

排毒

減少環境缺氧問題

打開窗戶，大門，讓空氣流通，減少二氧化碳累積。
在有光線的地方，種植室內盆栽，增加室內含氧量。
每隔一二個小時就離開缺氧環境一下，減少體內自由基產生。

解決呼吸循環不好問題

加深呼吸時，
會提高肺臟的攝氧能力，增加進氧量。
深呼吸的重點是：
慢慢吸，慢慢吐，要深，長，勻，細。
腹式呼吸是很好的深呼吸方式，
可多加練習，幫助身體健康。

解決血液循環不好問題

毒素累積，
造成微血管堵塞，導致血液循環不好。
把毒排掉了，
血管不再堵塞了，血液循環就會變好。
血液循環變好，
就可把氧氣送到全身各處，不再缺氧。

保健之道

你每天喝的水夠嗎？
現代人不愛喝水，身體水不夠，造成疾病叢生

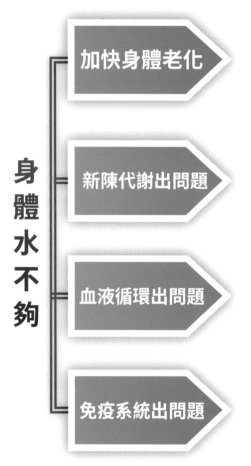

保健之道

身體水不夠

加快身體老化

水在人體的比例，隨著年紀越來越低
胎兒約佔 90%，
嬰兒 80%，年輕 70%，老人 60%
水喝不夠，身體含水量不夠，
就會加速老化的速度

新陳代謝出問題

水不夠，
體內的廢棄物和毒素就不容易排出去。
水不夠，
很容易就造成腎臟發炎，泌尿系統出問題
例如痛風，尿酸，尿結石，腎臟發炎，腎
臟病，糖尿病

血液循環出問題

血液是水做的，水不夠，
血液就會濃稠，導致循環受阻
血液循環不良，甚至血管堵塞，
引發心肌梗塞等心血管疾病
例如胸悶，心律不整，心肌梗塞，動脈硬
化，中風，血栓

免疫系統出問題

水不夠，身體的免疫系統就會出問題
免疫細胞無法快速往患部移動，
抵抗疾病的能力就不好
水不夠，免疫細胞不容易發生作用，
生病了就不容易好

人是水做的
不愛喝水，身體水不夠，會產生各種後遺症

人體是靠水來維持生命的
每天喝足夠的水，就會讓自己保持健康美麗

含糖飲料

不知不覺中攝入過量的糖，熱量，咖啡因，化學添加物
這些東西造成體內鈣質流失，增加腎臟負擔，以及造成肥胖

純水

純水（逆滲透的水）＝酸水，純水的 ph 值在 7 以下
長期喝純水，等於幫身體創造了致癌的環境，讓癌細胞生長

去掉氯的水

水中含氯，長期飲用，對身體不好，而且會致癌
解決之道：在進水的源頭加裝「除氯器」，把水中的氯去除
去掉氯的水，如果水質又好，就是好水，可以幫助身體健康

水不是等渴了才喝，而是還沒渴就要喝
一天分很多次，每次一小口，喝下身體足量的水

保健之道

6

健康花費

健康支出，這輩子遲早要花的錢
差別只在於：這筆錢是現在花？還是將來花？

健康花費

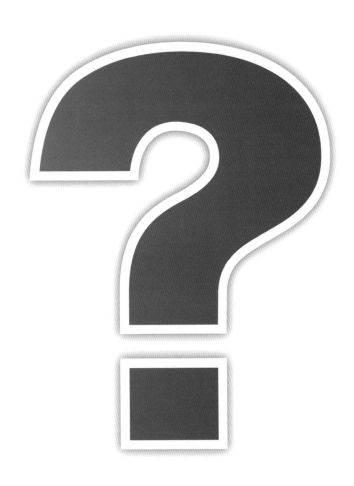

現在花？將來花？

現在花，叫做保健支出
保健支出，還未生病前保養身體的費用

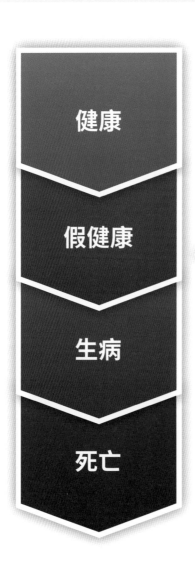

將來花，叫做醫療支出
醫療支出，生病後治療疾病所花的費用

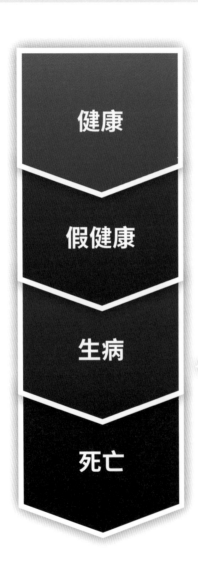

健康花費

現在花和將來花，差在哪裡呢？
現在花可免病痛折磨，將來花必須受病痛折磨

病 痛 折 磨

現在花

將來花

不受病痛折磨
保健身體，讓身體不生病

遭受病痛折磨
任毒累積，身體就易生病

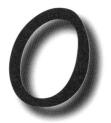

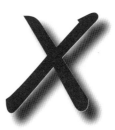

現在花和將來花，差在哪裡呢？
現在花錢還付得起，將來花錢可能付不起

金　錢　支　出

現在花	將來花

付得起
當小額分期付款，還付得起

付不起
一次一大筆錢，付不起

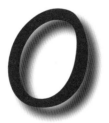

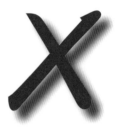

健康花費

現在花和將來花，差在哪裡呢？
現在花不會拖累家人，將來花可能拖累家人

拖　累　家　人

現在花

將來花

不拖累別人
保持健康，避免病痛

拖累家人
易生病，易受病痛折磨

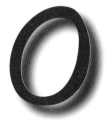

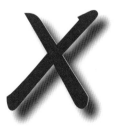

健康支出，這筆錢遲早要花
現在花？將來花？兩相比較，當然選擇現在花

健 康 支 出

現在花	將來花
1. 可免病痛折磨	1. 受病痛之苦
2. 錢還付得起	2. 錢付不起
3 不拖累任何人	3. 拖累家人

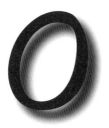

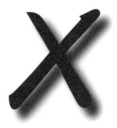

健康花費

現在花，其實也是買保險
只不過這個保險，比醫療保險更有效用

買 保 險

保健支出	醫療保險
把錢花在保健食品上	把錢花在醫療保險上
不易生病	**易生病**
清除體內毒素，身體不易生病	體內毒沒清，身體易生病
免醫療支出	**有人幫忙出錢**
沒花什麼錢，也不用受病痛折磨	雖有人幫忙出錢，但受病痛折磨

現在就花錢買健康，讓自己免於病痛折磨
這是最聰明、最有效、也最划算的保健之道

花 錢 買 健 康 ？

現在不花

暫時不花錢，等以後病了再說

順其自然

增加的毒＞排出去的毒

身體變差

毒留在體內，身體越來越差

生病病死

現在花

現在就花錢，把致病因子都解除

強迫排毒

強迫把體內的毒排出體外

身體變好

體內毒排掉了，身體越來越好

健康活到老

6

健康花費

健康食品可分成天然和化學合成兩大類
要吃，一定要吃天然食品，絕不吃化學合成物

健 康 食 品

天然食品

化學合成

吃多了，頂多排掉
和一般食物一樣，吃多排掉

吃多了，有副作用
吃多了，囤積在體內排不掉

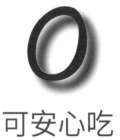

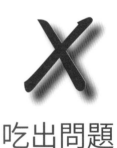

可安心吃

吃出問題

天然食品雖然貴很多，但對身體有益
化學合成物雖然便宜，但對身體有害

健 康 食 品

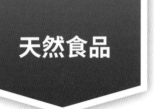

天然食品

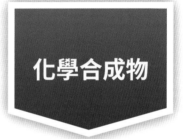

化學合成物

原料成本高
ex 牛樟芝，一年才長一小片

原料成本低到不行
幾秒鐘就能合成一個產品

對身體有益

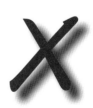

對身體有害

瞑眩反應＝身體排毒反應
只要吃對產品，身體就會產生瞑眩反應

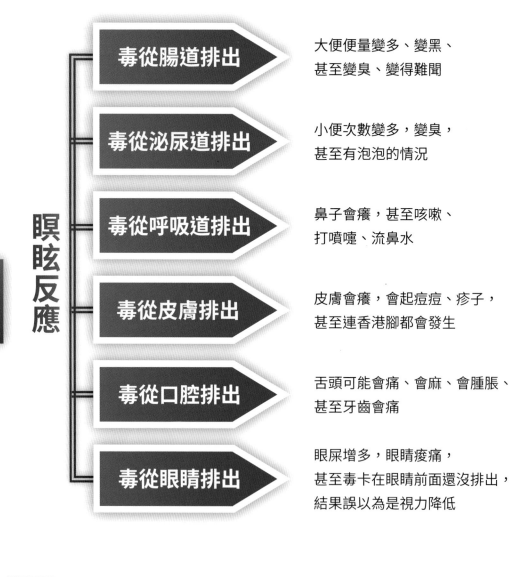

瞑眩反應

毒從腸道排出
大便便量變多、變黑、甚至變臭、變得難聞

毒從泌尿道排出
小便次數變多，變臭，甚至有泡泡的情況

毒從呼吸道排出
鼻子會癢，甚至咳嗽、打噴嚏、流鼻水

毒從皮膚排出
皮膚會癢，會起痘痘、疹子，甚至連香港腳都會發生

毒從口腔排出
舌頭可能會痛、會麻、會腫脹、甚至牙齒會痛

毒從眼睛排出
眼屎增多，眼睛痠痛，甚至毒卡在眼睛前面還沒排出，結果誤以為是視力降低

健康花費

毒：生病的源頭
身體把毒排出後，身體一定會產生好轉現象

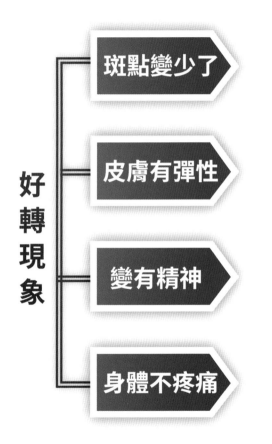

好轉現象

斑點變少了

身上的斑點、黯沉變少了，
痘痘也不見，人變漂亮了。

皮膚有彈性

皮膚不再粗糙，
皮膚變得光滑有彈性，
回到年輕的感覺。

變有精神

比較不會像以前一樣，
很容易就疲勞了，
人變得有精神多了。

身體不疼痛

以前這裡疼、那裡痛的，
現在這種狀況都改善了。

健康花費

**排毒時，身體一定不舒服
等毒排完了，身體就變好，變健康了**

副作用＝身體對化學物產生的排斥現象
吃到過多化學合成物，身體一定產生副作用

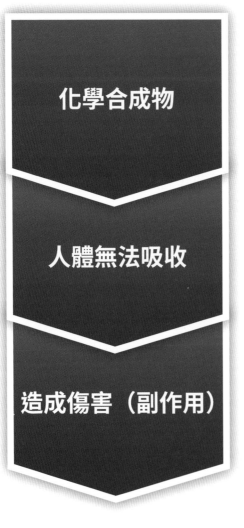

化學合成物

化學合成物，
仿天然食品做成，成本非常低

人體無法吸收

仿的再像還是假的，
人體細胞無法辨識，無法吸收

造成傷害（副作用）

身體無法吸收，
造成人體負擔，產生排斥現象

身體不識化學合成物，這其實就是毒
化學合成物吃多了，身體會產生病變

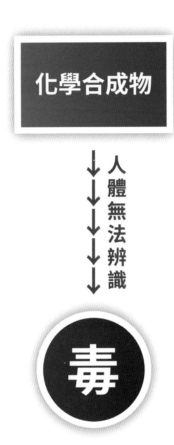

化學合成物囤積在身體裡
久了，多了，身體就會產生病變！

想要健康，一定要吃天然食品
吃對了身體慢慢好轉，健康也就慢慢找回來

健 康 食 品

天然食品	化學合成物
瞑眩反應	**副作用**
身體強迫排毒現象	身體排斥化學合成物現象

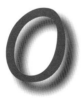

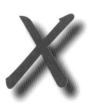

身體好轉　　　　　　身體變差

6

健康花費

產品選購很重要
買對了，買到健康，買錯了，買到教訓

健 康 食 品

買對了	買錯了
有效 幫助身體健康	無效 甚至對身體有害

O
花錢買健康

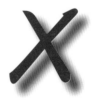
花錢買教訓

沒有三兩三，不敢上梁山
選購產品時，不要瞧不起小廠或新廠牌

生 存 之 道

大廠	小廠
靠信譽	靠實力
產品就算沒那麼好也賣得好	產品不好，公司馬上就倒了

沒有三兩三，不敢上梁山
敢站出來挑戰，就表示這家公司可能有料

選購產品，一定要選天然食品
天然食品就算吃多了，頂多排掉，沒有副作用

健 康 食 品

天然食品	化學合成
吃多了，頂多排掉	**吃多了，有副作用**
和一般食物一樣，吃多排掉	吃多了，囤積在體內排不掉

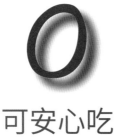

可安心吃

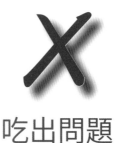

吃出問題

選購產品時，注意是否有「化學添加物」
若有，表示已經不天然了，盡量避免買它

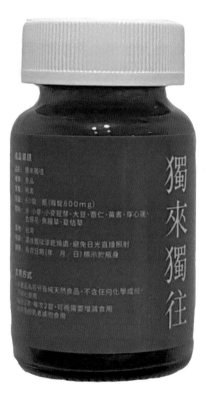

從「產品成分」處查看→

若有添加「化學添加物」
在「產品成分」說明處會寫出來
若有，表示該產品已經不天然了
化學添加物雖然合法
但依然是化學合成物
吃多了，對身體不好

健康花費

化學合成物吃多了
對身體不好，會產生副作用

記住：世上沒有「神藥」
產品再好，不可能一種產品治好所有的病

益生菌　　 神藥

作用機轉：幫助腸道蠕動，幫忙打通腸道出口

有人吃了，效果很大，甚至連癌症都治好了
為什麼呢？
因為排毒通道打通了，身上的毒就跟著排掉了

有人吃了，效果不大
為什麼呢？
因為除了腸道毒外，身上還有很多毒沒排掉

所以，益生菌是很好，但不是神藥
了解益生菌作用機轉，就不會把益生菌給神化了

每個產品都有它的作用原理
了解產品的作用原理，就不會把產品神化了

健康花費

選購產品時，要先清楚你要做什麼？
清楚你的目的，你就不會亂買一些產品了

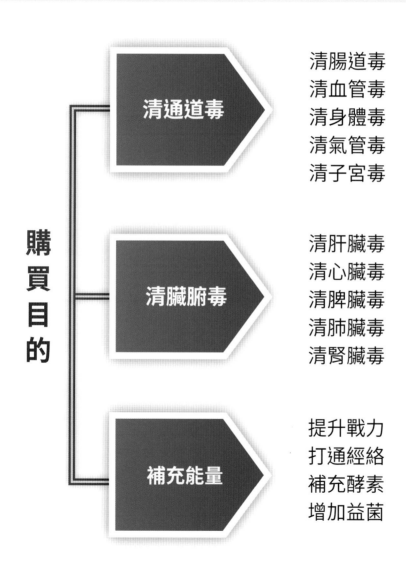

購買目的

清通道毒
清腸道毒
清血管毒
清身體毒
清氣管毒
清子宮毒

清臟腑毒
清肝臟毒
清心臟毒
清脾臟毒
清肺臟毒
清腎臟毒

補充能量
提升戰力
打通經絡
補充酵素
增加益菌

健康花費

老王賣瓜，自賣自誇，每個人都說自己產品好
產品好不好，吃了就會知道，用不著費力吹捧

產 品 效 果

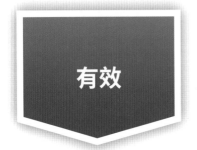

有效

有感覺
短時間內產生瞑眩反應

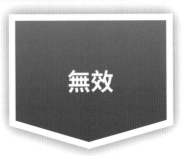

無效

沒有感覺
吃了一段時間也沒有反應

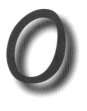

身體好轉

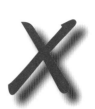

沒有改變

產品有沒有效，身體最清楚
吃了有效就繼續買，吃了無效就不要再浪費錢

產 品 效 果

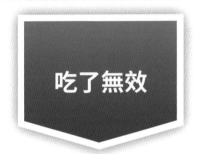

有效	**沒效**
短時間內產生瞑眩反應	吃了一段時間也沒有反應

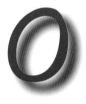

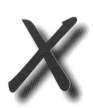

繼續買來吃　　　　　　不要浪費錢

健康花費

7

專題報告

人為什麼變老，變醜，變不漂亮呢？
說穿了，就是體內累積了太多毒了！

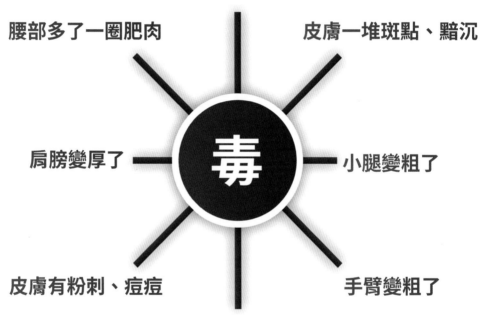

皮膚皺了、失去彈性

腰部多了一圈肥肉

皮膚一堆斑點、黯沉

肩膀變厚了

毒

小腿變粗了

皮膚有粉刺、痘痘

手臂變粗了

皮膚有凹洞、坑洞

專題研究

因為毒，人變不健康了
也因為毒，人變老、變醜、變不漂亮了

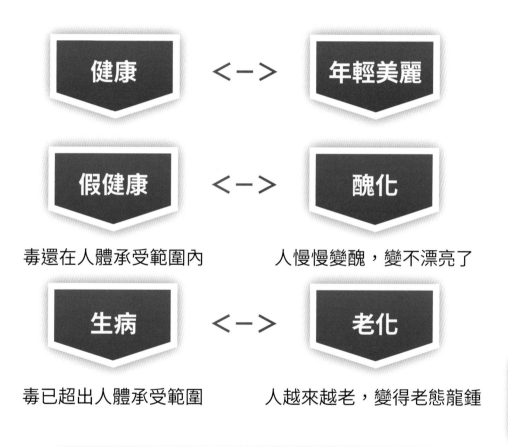

健康	<－>	年輕美麗
假健康	<－>	醜化
毒還在人體承受範圍內		人慢慢變醜，變不漂亮了
生病	<－>	老化
毒已超出人體承受範圍		人越來越老，變得老態龍鍾

死亡

毒：不僅是生病源頭，也是老化源頭
體內毒素累積越多，身體就老化越快

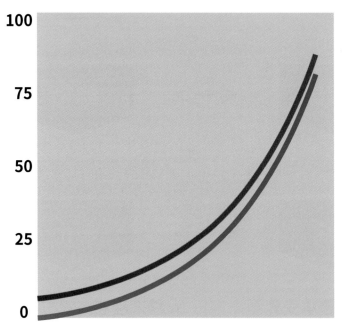

毒素增加

身體老化

身體求救訊號＝老化的前兆
忽略了，身體就開始變老、變醜、變不漂亮了

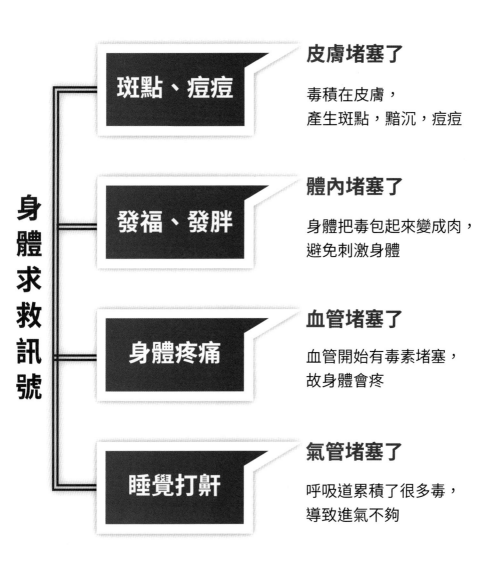

身體求救訊號

斑點、痘痘

皮膚堵塞了

毒積在皮膚，
產生斑點，黯沉，痘痘

發福、發胖

體內堵塞了

身體把毒包起來變成肉，
避免刺激身體

身體疼痛

血管堵塞了

血管開始有毒素堵塞，
故身體會疼

睡覺打鼾

氣管堵塞了

呼吸道累積了很多毒，
導致進氣不夠

專題研究

變老、變醜，大家都不想要
有什麼辦法讓自己保持年輕、漂亮呢 ？

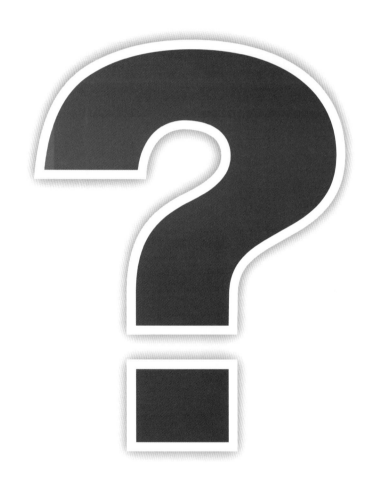

怎樣變年輕，變漂亮？

毒，身體變老，變醜的源頭
把毒清了，身體就有機會找回年輕，找回漂亮

清 除 毒 素

排毒通道	臟腑器官
1. 清腸道毒	1. 清肝臟毒
2. 清血管毒	2. 清心臟毒
3. 清身體毒	3. 清脾臟毒
4. 清氣管毒	4. 清肺臟毒
5. 清子宮毒	5. 清腎臟毒

透過「排毒療法」，把體內的毒清乾淨
體內的毒清乾淨了，健康美麗就會回來了

排毒前：黑斑黯沉一大堆，皮膚也粗糙
排毒後：黑斑黯沉不見了，皮膚有彈性

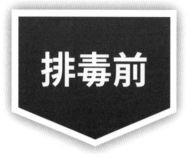

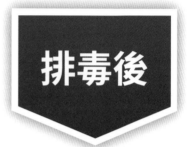

皮膚皺了，失去彈性	皮膚光滑有彈性了
皮膚一堆斑點，黯沉	皮膚斑點，黯沉減少了
皮膚有粉刺，痘痘	痘痘，粉刺不見了
皮膚有凹洞，坑洞	皮膚凹洞，坑洞減少了
腹部多了一圈肥肉	腹部肌肉不見了
手臂變粗了	手臂變細了
肩膀變厚了	肩膀變薄了
小腿變粗了	小腿線條變美了

專題研究

毒：變老、變醜的源頭
隨著毒素減少，人也變得年輕漂亮了

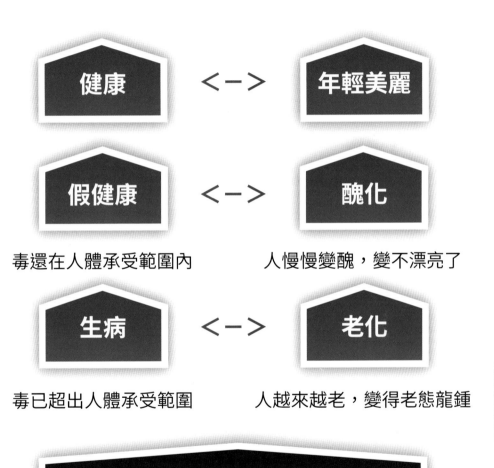

健康	<－>	年輕美麗

假健康	<－>	醜化

毒還在人體承受範圍內　　　人慢慢變醜，變不漂亮了

生病	<－>	老化

毒已超出人體承受範圍　　　人越來越老，變得老態龍鍾

死亡

專題研究

除了排毒方案外
美容方案是否也可讓自己變年輕、變漂亮呢 ?

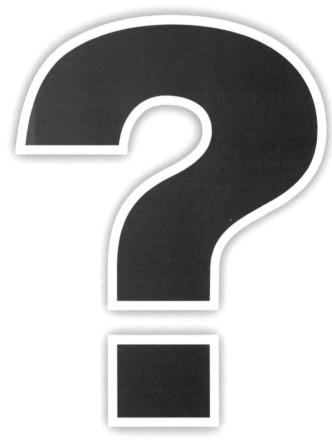

美容方案
(透過化妝品改善面容)

美容方案嘗試從「體外」解決美麗問題
美容是透過修飾掩飾方式，暫時把自己變漂亮

美 麗 方 案

美容方案

排毒方案

從體外解決
透過化妝品
把自己裝飾漂亮

從體內解決
透過排毒方式
把體內的毒清掉

專題研究

體內的毒，無法從外面去除
美容只能處理表面問題，無法處理體內問題

美 麗 方 案

美容方案	排毒方案
暫透過化妝用品裝飾面容	透過排毒療法，把體內毒排除
從體外解決	從體內解決
透過裝飾方式把自己 變漂亮	把體內的毒強迫排出體外
體內毒還在	把毒清掉
毒沒清掉，很快就變老變醜了	毒清掉了，健康美麗找回來了

暫時掩飾

根本之道

美容方案只是「暫時掩飾」而已
再怎麼掩飾裝飾，也無法把人真的變漂亮

美 麗 方 案

美容方案	排毒方案
暫透過化妝用品裝飾面容	透過排毒療法，把體內毒排除
從體外解決	**從體內解決**
透過裝飾方式把自己 變漂亮	把體內的毒強迫排出體外
體內毒還在	**把毒清掉**
毒沒清掉，很快就變老變醜了	毒清掉了，健康美麗找回來了

暫時掩飾

根本之道

想找回年輕，找回漂亮
真正有效的美麗方案：從體內把毒清掉

美 麗 方 案

美容方案

排毒方案

從體外解決
透過化妝品
把自己裝飾漂亮

從體內解決
透過排毒方式
把體內的毒清掉

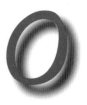

暫時掩飾

根本之道

7

專題報告

美麗密碼

Part 2 ▶ 減肥報告

癌症治療

寵物健康

人為什麼會變胖？
攝取熱量 > 消耗熱量，多出來的轉為脂肪囤積

攝取熱量

吃進來的，例如：
點心零嘴，含糖飲料
油炸食品，高熱量食物
上午茶，下午茶
吃到飽，宵夜

消耗熱量

消耗掉的，例如：
人體基礎代謝，65~70%
身體活動需要，15~30%
消化食物需要，佔 10%

熱量結餘

多出的熱量
轉為脂肪
囤積在身體裡

專題研究

當進＞出，也就是攝取的熱量＞消耗的熱量
多出的熱量會轉化為脂肪囤積，人當然變胖了

肥胖是一種生活習慣病
一口吃不成胖子，胖子是一口一口吃出來的

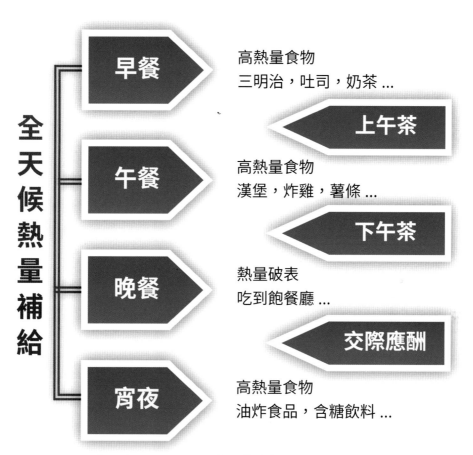

全天候熱量補給

早餐
高熱量食物
三明治，吐司，奶茶 ...

上午茶

午餐
高熱量食物
漢堡，炸雞，薯條 ...

下午茶

晚餐
熱量破表
吃到飽餐廳 ...

交際應酬

宵夜
高熱量食物
油炸食品，含糖飲料 ...

每吃一口，身體就開始記帳
到處都是「熱量補給站」，不自覺就養成肥胖

專題研究

人變胖後，各種疾病就會陸續找上門

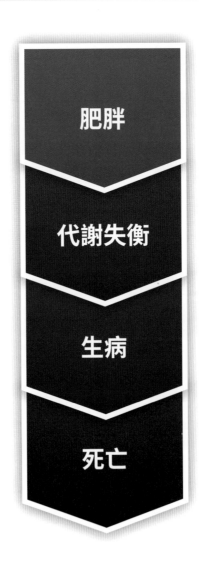

新陳代謝失衡
身體慢性發炎

各種疾病找上門

人一定要減肥，否則以後日子就要和疾病為伍

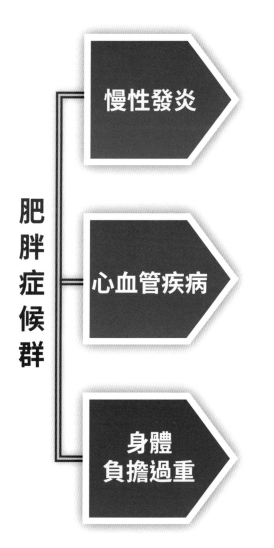

肥胖症候群

慢性發炎

皮膚過敏，發炎
異位性皮膚炎
脂肪肝，膽囊疾病
腎臟發炎，腎臟病
痛風

心血管疾病

高血壓，高血脂
高血糖，糖尿病
心臟病，動脈硬化
心肌梗塞
腦中風

身體負擔過重

下背痛
退化性關節炎
關節病變
氣喘
睡眠呼吸中止症

專題研究

很多人減肥都失敗，瘦了又胖回來
怎樣做可以減肥成功，而且又不胖回來呢？

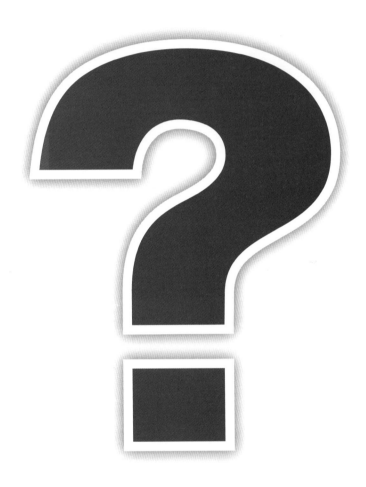

怎麼做可以減肥成功呢？

專題研究

減肥成功秘訣：
排毒療法＋熱量負平衡（不足）法

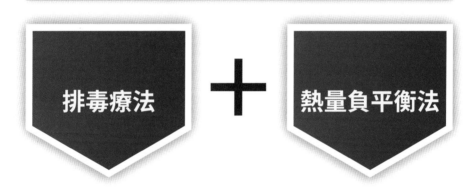

把體內的毒清掉
毒清掉了，代謝就會回復正常

讓熱量不夠身體所需
熱量不足，身體動用備用能源

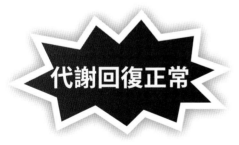

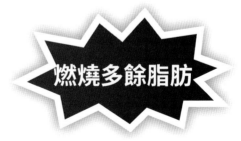

專題研究

為什麼減肥要排毒呢 ？
減肥和排毒有什麼關係呢 ？

身 體 排 毒

毒素堵塞
阻礙新陳代謝

減肥效果有限

把毒清掉
代謝恢復正常

減肥容易成功

減肥就是要把身體裡多餘的脂肪，毒素給排掉
如果不排毒，毒素堵在身體裡，減肥效果有限

減肥想要成功，一定要先排毒
把毒排掉了，代謝恢復正常，減肥就容易成功

清 毒 方 式

排毒通道

1. 清腸道毒
2. 清血管毒
3. 清身體毒
4. 清氣管毒
5. 清子宮毒

臟腑器官

1. 清肝臟毒
2. 清心臟毒
3. 清脾臟毒
4. 清肺臟毒
5. 清腎臟毒

專題研究

什麼是熱量負平衡（不足）法呢？
攝取熱量＜消耗熱量，攝取熱量不夠身體所需

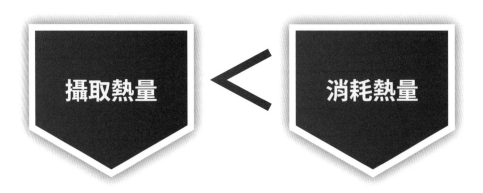

吃進來的，例如：
點心零嘴，含糖飲料
油炸食品，高熱量食物
上午茶，下午茶
吃到飽，宵夜

消耗掉的，例如：
人體基礎代謝，佔 65~70%
身體活動需要，佔 15~30%
消化食物需要，佔 10%

專題研究

減肥不二法門：熱量負平衡法
利用熱量不足燃燒身體脂肪，以達到減肥目的

怎樣做到熱量負平衡呢 ？
盡量減少熱量攝取＋增加熱量消耗

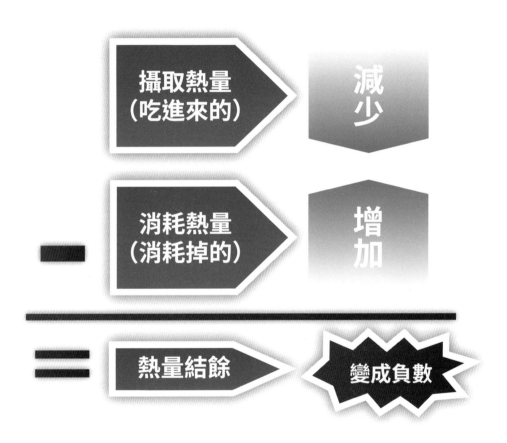

攝取熱量
（吃進來的）　減少

消耗熱量
（消耗掉的）　增加

熱量結餘　變成負數

只要吃進來的＜消耗掉的，熱量就不足了
熱量不足，身體就要燃燒脂肪，藉以達到減肥目的

怎樣減少熱量攝取呢？

只吃午餐晚餐

一天之內最容易省略的一餐是早餐，可和午餐合併
晚餐晚點吃，約睡前 3 小時吃，這樣宵夜就可不吃
不吃早餐，不吃宵夜，馬上讓熱量攝取大幅降低
PS：若無法吃 2 餐，3 餐也可以，但一定要減少攝取

正餐打七折

以前習慣吃的量當作 10，現在每種吃的量都改做 7
例本來習慣吃 20 顆水餃，現在改吃 14 顆
例本來習慣吃一碗白飯，現在飯改吃 7 分
例本來習慣吃三塊肉，現在改吃二塊肉

不吃零嘴點心

嘴饞是肥胖的根源，不自覺就養成肥胖
不管吃什麼，食物只要進了嘴就開始記帳
每吃一口都是進帳，胖子就是一口一口養成的

減肥成功的關鍵：降低熱量攝取
減肥 ≠ 挨餓，真餓了就吃，但吃飽了就停

專題研究

怎樣增加熱量消耗呢？

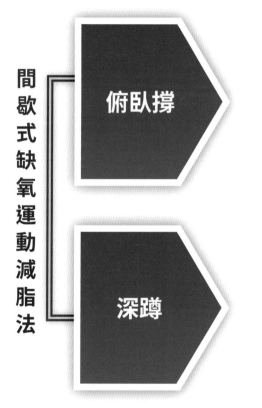

間歇式缺氧運動減脂法

俯臥撐

俯臥撐也稱為伏地挺身
進行俯臥撐，以「憋氣」方式進行
憋氣後，
俯臥撐要連續做到沒氣時才停止
休息後，
呼吸恢復平順後要立刻進行下一輪
俯臥撐每次進行 10 分鐘，每天做 2
次，共 20 分鐘

深蹲

進行深蹲時，
同樣以「憋氣」方式進行
深蹲時，從立姿開始慢慢下蹲，到
大腿與小腿接觸
深蹲時，要盡可能的蹲到底，然後
再慢慢站起來
深蹲每次進行 10 分鐘，每天做 2
次，共 20 分鐘

身體暫時缺氧時，會燃燒脂肪來獲取熱量
間歇式缺氧運動減脂法，是利用這個原理減肥

減肥成功關鍵：
透過排毒療法把毒排掉＋做到熱量負平衡

減肥成功秘訣

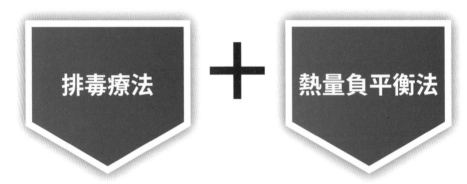

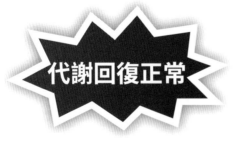

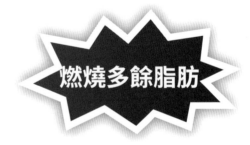

把體內的毒清掉

毒清掉了，代謝就會回復正常

讓熱量不夠身體所需

熱量不足，身體動用備用能源

專題研究

「排毒療法＋熱量負平衡法」雙管齊下
減肥就很容易減成功，而且不會瘦了又胖回來

減肥要像下樓梯

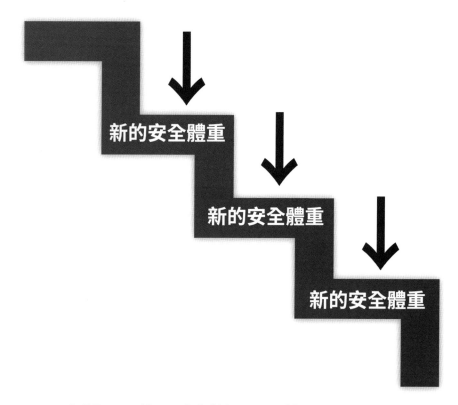

新的安全體重

新的安全體重

新的安全體重

減肥要像下樓梯，一階一階下來
每下一階，適應一下，就不會產生溜溜球效應

減肥要慢慢瘦，不要瘦太快
一個月瘦 2～4 公斤最安全，而且不易胖回來

減 肥

瘦太快

身體調整不過來
一下子瘦太多，身體調整不過來

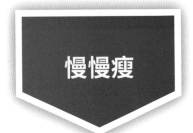

慢慢瘦

減肥＝改變體質
慢慢瘦，慢慢調整，不易胖回來

容易復胖

不易復胖

**雖然慢慢瘦要花比較多時間減肥
但不會胖回來，而且沒有副作用，這是值得的**

記住：胖子是一口一口吃出來的
減肥成功後，維持好習慣，別再大吃大喝了

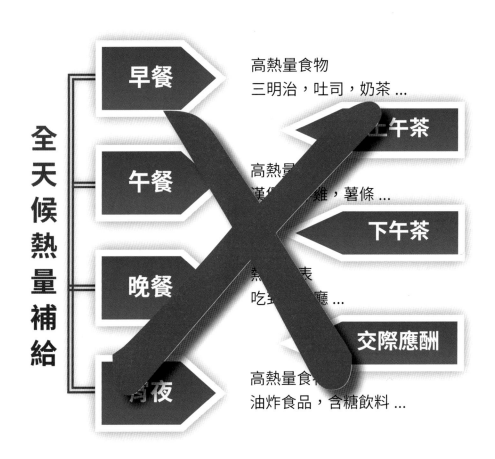

偶一為之可以
胖子是一口一口吃出來的，不節制又會胖了

專題研究

7

專題報告

人為什麼會得癌症？
根據毒素理論，體內累積太多太多毒了

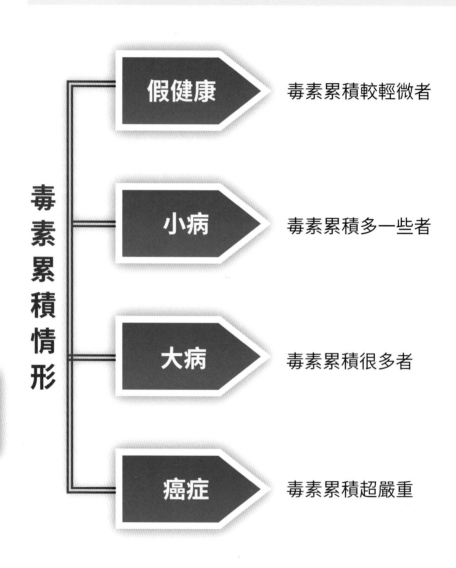

毒素累積情形

假健康　毒素累積較輕微者

小病　毒素累積多一些者

大病　毒素累積很多者

癌症　毒素累積超嚴重

專題研究

癌症聽起來很可怕
說到底，不過就是毒素累積的比較嚴重而已

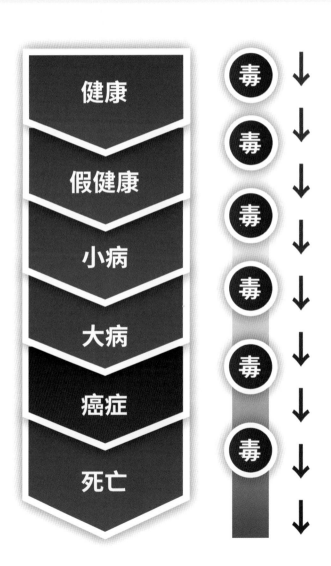

根據毒素理論，毒是生病的源頭
如果可以把毒清乾淨，身體就會好起來

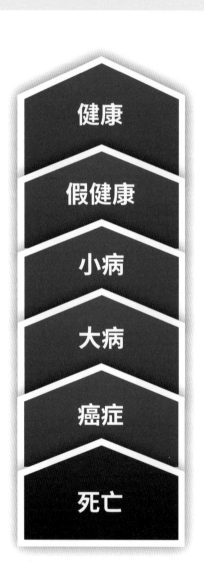

雖然癌症累積的毒很多、很嚴重
如果可以把毒清掉，癌症還是有機會痊癒的

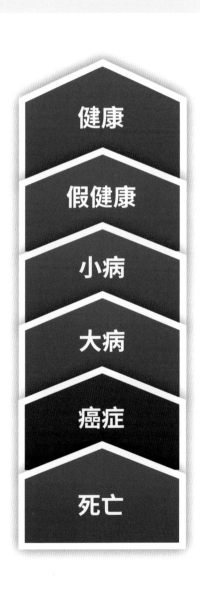

健康

假健康

小病

大病

癌症

死亡

毒素減少

專題研究

治療癌症必須特別注意「體力問題」
很多人最後走不是病死，而是因為體力不支

體力不支

能量補充不足，導致體力不支

無力對抗

體力不支，無力對抗病毒

死亡

大部分人是因為體力不支死的

專題研究

治療癌症病人，必須加強「能量補給」
病人有了足夠體力，才有辦法把體內的毒清掉

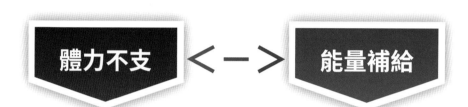

體力不支	<一>	能量補給
能量補充不足 導致體力不支		加強能量補給 增強戰力

無力對抗		清毒
體力不支 無力對抗病毒		有體力 就可把體內的毒清出去

死亡		找回健康
大部分人是 因為體力不支死的		毒清掉了 身體就會好起來

專題研究

治療癌症必須「怯邪＋扶正」雙管齊下
一邊清除毒素，一邊補充能量，兩者相輔相成

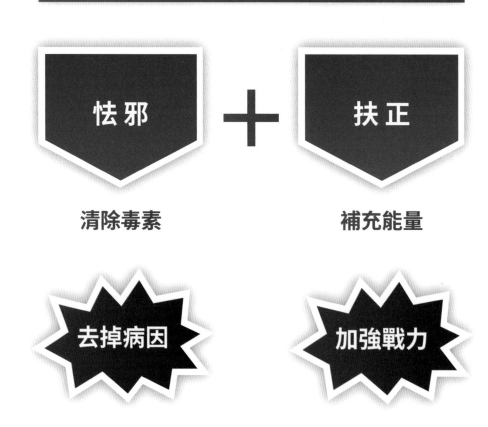

治 病 方 法

| 怯邪 | ＋ | 扶正 |

清除毒素　　　　　　　　補充能量

去掉病因　　　　　　　　加強戰力

葛森療法之所以有點機會治好癌症
就是採用「怯邪＋扶正」的治病邏輯

葛 森 療 法

怯邪 ＋ 扶正

咖啡灌腸法
利用咖啡灌腸
把腸道毒清掉

一天 11 杯現榨果汁
利用現榨果汁
補給身體能量

只排腸道毒而已

準備非常麻煩

**葛森療法雖然缺點很多
但因治病邏輯正確，多少有些效果**

專題研究

透過「怯邪＋扶正」雙管齊下
體內毒素慢慢減少，身體也就可以慢慢好起來

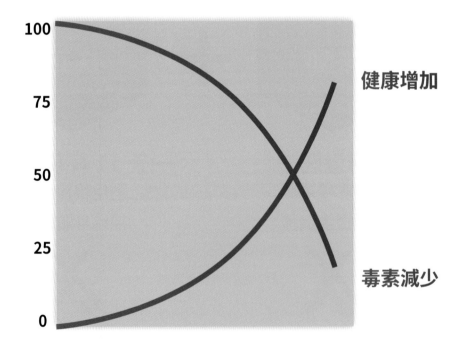

專題研究

癌症聽起來很可怕
只要把毒清了，癌症和其他病一樣，並不可怕

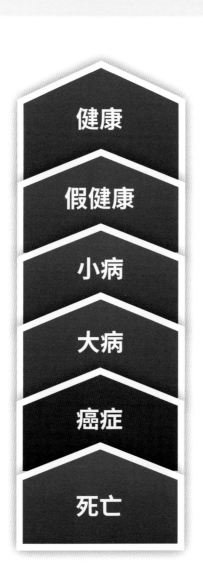

專題研究

專題研究

7

專題報告

經過實證，毒素理論也適用在寵物身上
寵物生病了，一樣也是因為體內累積太多毒了

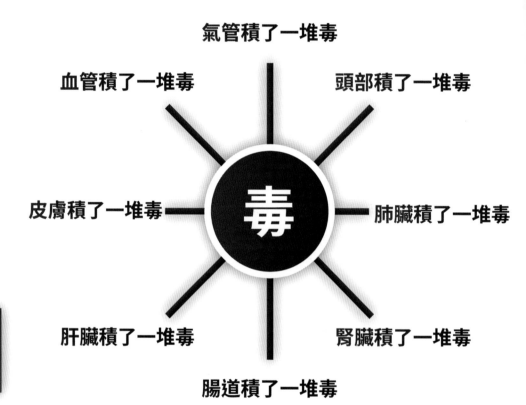

毒素累積：寵物生病的源頭
想治好寵物的病，就要把寵物體內的毒給清掉

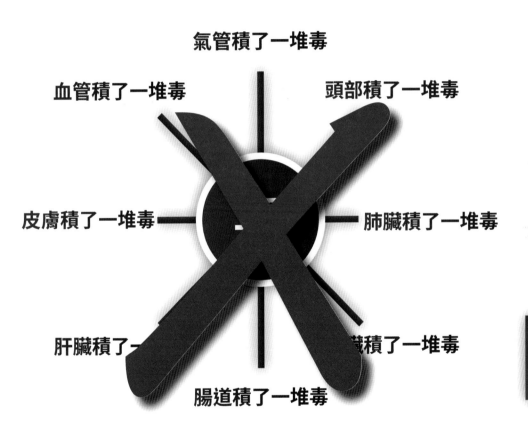

專題研究

怎樣清除寵物體內的毒呢？

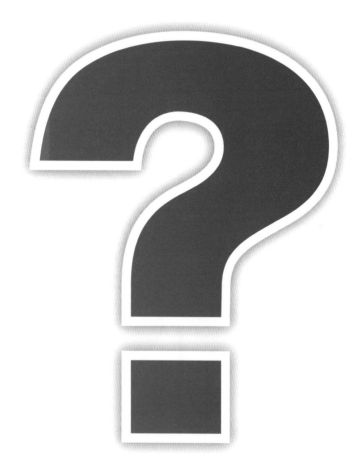

專題研究

怎樣幫寵物排毒呢？

做法和治人一樣，先清通道毒，再清臟腑毒

清 除 毒 素

排毒通道	臟腑器官
1. 清腸道毒	1. 清肝臟毒
2. 清血管毒	2. 清心臟毒
3. 清身體毒	3. 清脾臟毒
4. 清氣管毒	4. 清肺臟毒
5. 清子宮毒	5. 清腎臟毒

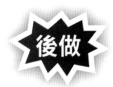

專題研究

排毒通道的毒清了，體內的毒就容易順利排出
臟腑器官的毒清了，身體功能就會慢慢回復了

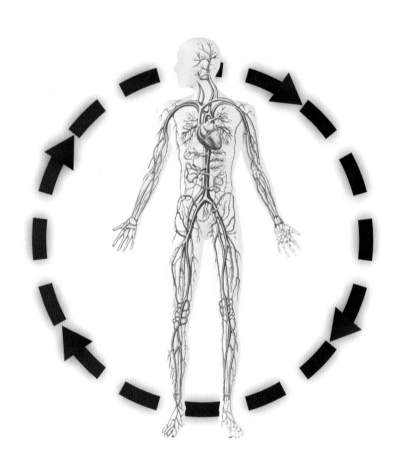

體內的毒清了，身體就會慢慢找回健康

在清除毒素時，最好也能加強能量補給
尤其對於患重症的寵物，補充能量更是重要

治 病 之 法

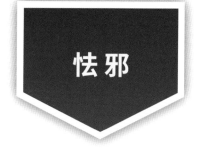

清除毒素

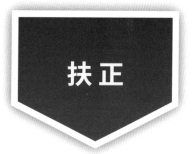

補充能量

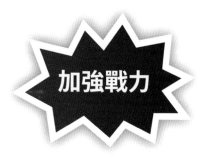

治寵物之法＝治人之法
把寵物當人看，你就知道怎樣治寵物的病了

治 病 之 法

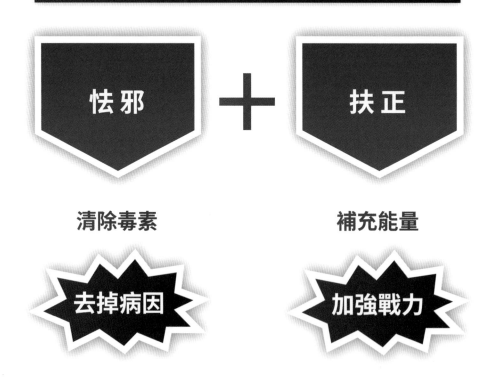

怯邪	＋	扶正
清除毒素		補充能量
去掉病因		加強戰力

透過怯邪、扶正方式，寵物的病就會慢慢好起來

專題研究

8

找到幸福

這裡我們做個假設：
如果廚房的排油煙機都不清洗，結果會怎樣？

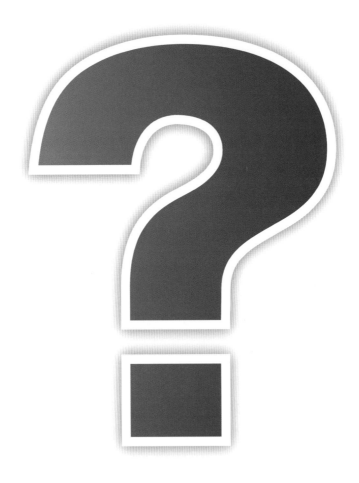

排油煙機都不洗，結果？

如果排油煙機都不清洗
排油煙機一定積滿層層油垢，而且很快就壞了！

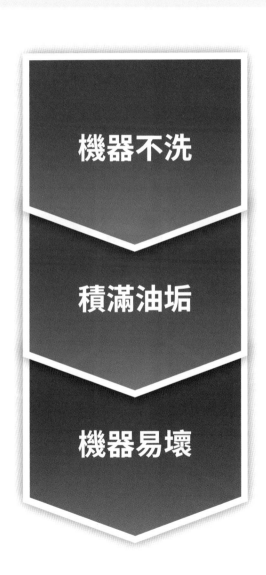

機器不洗

積滿油垢

機器易壞

為什麼現代罹患肺癌的人越來越多？
答案很清楚，我們吸了太多髒空氣到身體裡了

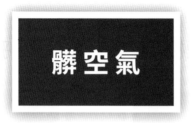

廢氣、油煙、二手菸

透過呼吸道

呼吸道積滿汙垢

單單呼吸道部分就累積了這麼多毒
可以想見的是：我們的體內累積了多少毒了

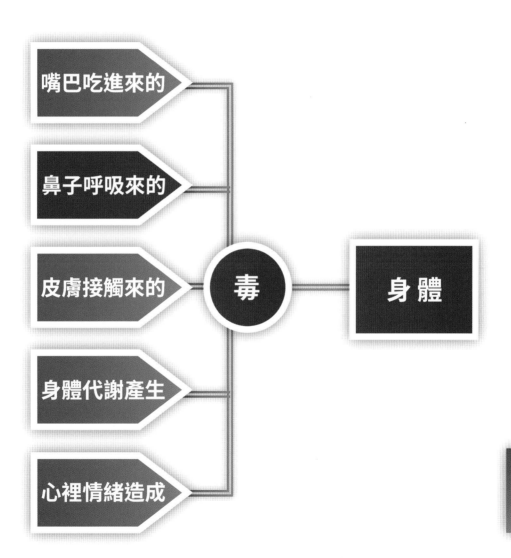

嘴巴吃進來的

鼻子呼吸來的

皮膚接觸來的

毒

身體

身體代謝產生

心裡情緒造成

冰凍三尺，非一日之寒
身體累積了這麼多毒，有可能健康嗎？

氣管積了一堆毒

血管積了一堆毒　　　　　　　頭部積了一堆毒

皮膚積了一堆毒　　**毒**　　肺臟積了一堆毒

肝臟積了一堆毒　　　　　　　腎臟積了一堆毒

腸道積了一堆毒

累積了這麼多毒，最後一定病痛折磨而死
這就是高達 95% 的人，最後病死的真正原因

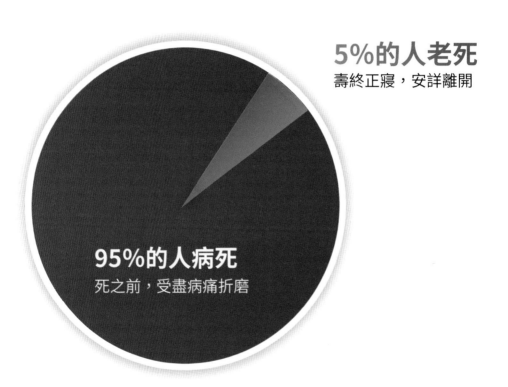

5% 的人老死
壽終正寢，安詳離開

95% 的人病死
死之前，受盡病痛折磨

統計結果
只有 5% 的人老死，95% 的人是病死的

找到幸福

223

8

找到幸福

Part 2 ▶

人只要活著，體內毒素就會增加

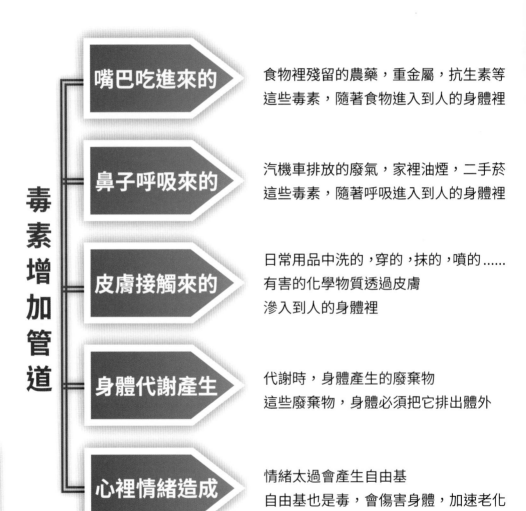

毒素增加管道

嘴巴吃進來的
食物裡殘留的農藥，重金屬，抗生素等
這些毒素，隨著食物進入到人的身體裡

鼻子呼吸來的
汽機車排放的廢氣，家裡油煙，二手菸
這些毒素，隨著呼吸進入到人的身體裡

皮膚接觸來的
日常用品中洗的，穿的，抹的，噴的......
有害的化學物質透過皮膚
滲入到人的身體裡

身體代謝產生
代謝時，身體產生的廢棄物
這些廢棄物，身體必須把它排出體外

心裡情緒造成
情緒太過會產生自由基
自由基也是毒，會傷害身體，加速老化

找到幸福

人只要活著，身體就會努力把毒素排出體外

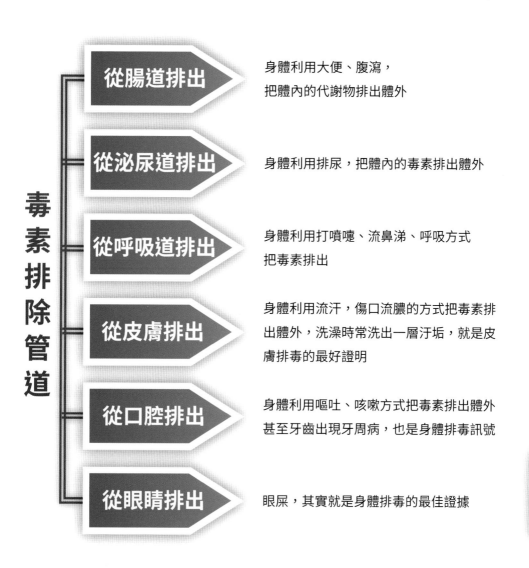

毒素排除管道

從腸道排出
身體利用大便、腹瀉，
把體內的代謝物排出體外

從泌尿道排出
身體利用排尿，把體內的毒素排出體外

從呼吸道排出
身體利用打噴嚏、流鼻涕、呼吸方式
把毒素排出

從皮膚排出
身體利用流汗，傷口流膿的方式把毒素排
出體外，洗澡時常洗出一層汙垢，就是皮
膚排毒的最好證明

從口腔排出
身體利用嘔吐、咳嗽方式把毒素排出體外
甚至牙齒出現牙周病，也是身體排毒訊號

從眼睛排出
眼屎，其實就是身體排毒的最佳證據

找到幸福

不幸的是，毒素增加＞毒素排出
沒排掉的毒就留在身體裡，一點一點累積

毒素增加

嘴巴吃進來的
鼻子呼吸來的
皮膚接觸來的
身體代謝產生
心裡情緒造成

毒素排出

從腸道排出
從泌尿道排出
從呼吸道排出
從皮膚排出
從口腔排出
從眼睛排出

多出的毒　**留在身體裡**

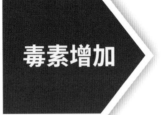

找到幸福

這些沒排掉的毒，透過血液循環在全身亂竄
血液流到身體哪個地方，毒素就跟著竄到那裡

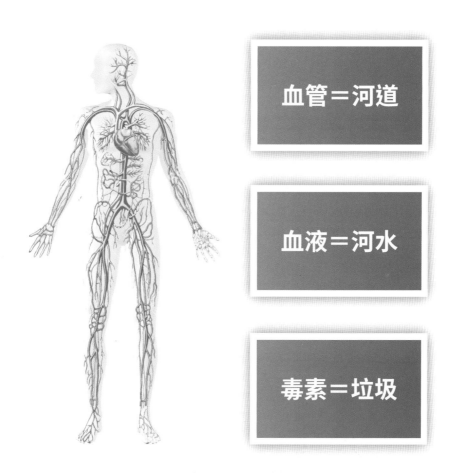

血管＝河道

血液＝河水

毒素＝垃圾

毒＝河道上的垃圾，漂到哪就汙染到哪

毒在身體裡亂竄，會刺激身體產生發炎狀態
為了避免刺激身體，人會把毒包起來丟到角落

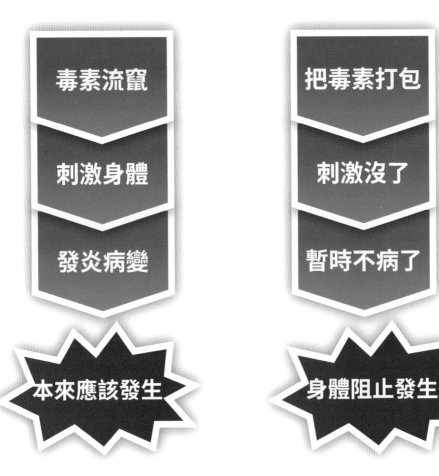

體內毒素累積 ➡ 身體防衛機制

毒素流竄

刺激身體

發炎病變

本來應該發生

把毒素打包

刺激沒了

暫時不病了

身體阻止發生

因為毒被打包起來了，人就暫時不生病了
大部分時間，人都處在「沒生病」假健康狀態

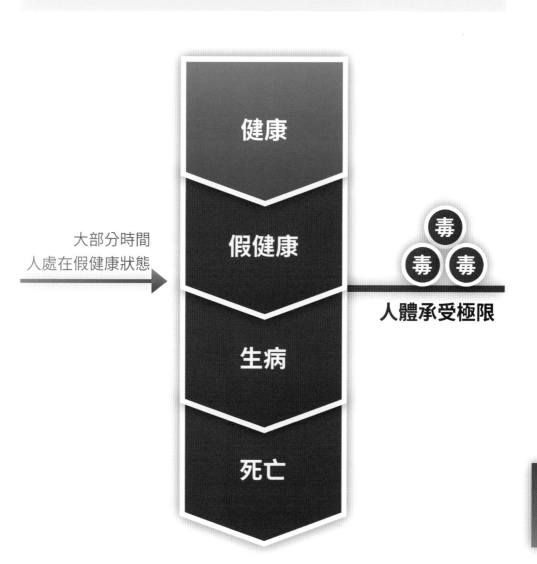

因為沒生病，大家就誤以為身體是健康的
大家就把身體發出的「求救訊號」給忽略了

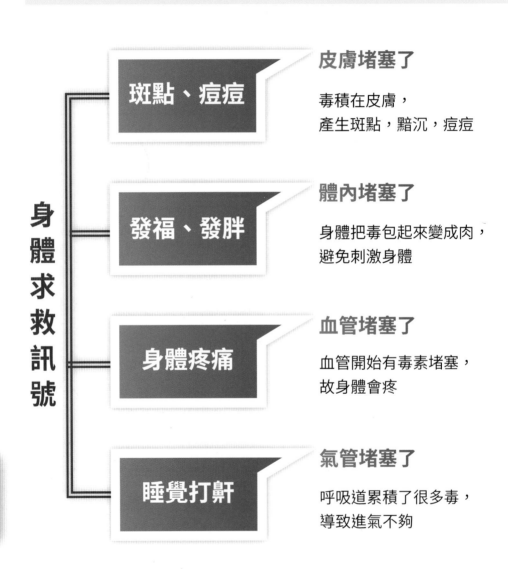

身
體
求
救
訊
號

斑點、痘痘

皮膚堵塞了

毒積在皮膚，
產生斑點，黯沉，痘痘

發福、發胖

體內堵塞了

身體把毒包起來變成肉，
避免刺激身體

身體疼痛

血管堵塞了

血管開始有毒素堵塞，
故身體會疼

睡覺打鼾

氣管堵塞了

呼吸道累積了很多毒，
導致進氣不夠

忽略身體的求救訊號，毒就在體內繼續累積
等毒累積到超出人體忍受範圍時，人就生病了

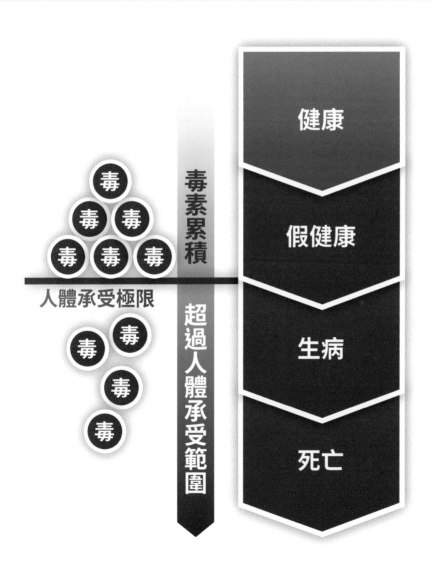

找到幸福

很多人平常都不生病，一生病就是重病
根本原因，早在生病前，體內就累積很多毒了

氣管積了一堆毒

血管積了一堆毒　　　　　　　頭部積了一堆毒

皮膚積了一堆毒　　　毒　　　肺臟積了一堆毒

肝臟積了一堆毒　　　　　　　腎臟積了一堆毒

腸道積了一堆毒

找到幸福

8

找到幸福

冰凍三尺，非一日之寒
毒若在身體裡一直累積，最後一定是生病死掉

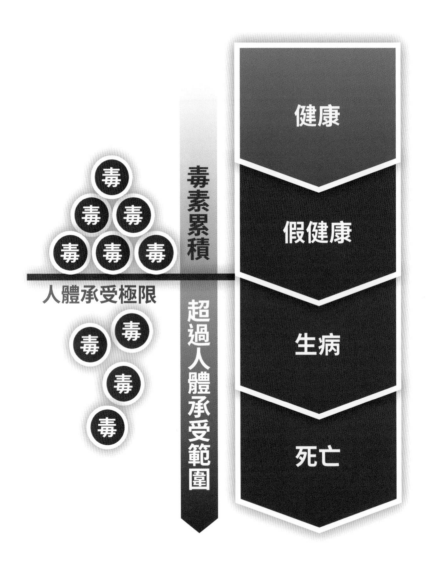

若不想受病痛折磨，不想病死
唯一解決之道，儘早把體內的毒給排出去

氣管積了一堆毒

血管積了一堆毒　　　　　　頭部積了一堆毒

皮膚積了一堆毒　　毒　　肺臟積了一堆毒

肝臟積了一堆毒　　　　　　腎臟積了一堆毒

腸道積了一堆毒

找到幸福

體內排毒方式：
先清「排毒通道」毒，再清「臟腑器官」毒

清 毒 方 式

排毒通道

1. 清腸道毒
2. 清血管毒
3. 清身體毒
4. 清氣管毒
5. 清子宮毒

臟腑器官

1. 清肝臟毒
2. 清心臟毒
3. 清脾臟毒
4. 清肺臟毒
5. 清腎臟毒

先做

後做

排毒通道的毒清了，體內的毒就容易順利排出
排毒通道的毒沒清，毒就堵在身體裡排不出去

清腸道毒

腸道是排毒出口
把出口的毒給清了，後面的毒才好清

清血管毒

河道 = 血管，河水 = 血液
把河道上的垃圾清了，水才能變乾淨

清身體毒

斑點、痘痘都是淤積在身體表層的毒
把身體表層的毒清了，排毒才會順暢

清氣管毒

呼吸道是毒素來源，也是排毒出口
把呼吸道清乾淨了，身體才能健康

清子宮毒

子宮是上天給女人的專利
每個月的月經，就是排毒的最好時刻

找到幸福

臟腑的毒清了，臟腑功能就會慢慢回復正常
臟腑功能回復了，身體就會慢慢回復健康狀態

清肝臟毒

肝臟是身體最大的解毒化工廠
把肝臟的毒清了，可幫助肝臟正常運作

清心臟毒

心臟是身體引擎
心臟只要夠力，就可把營養素送到全身

清脾臟毒

脾臟是身體的營養轉換器
修復脾臟，讓身體可正常吸收營養

清肺臟毒

肺臟是身體的空氣清淨機
空氣汙染，可以想見肺臟積了多少毒

清腎臟毒

腎臟是身體的淨水場、過濾器
腎臟出問題了，身體就會老化出問題

找到幸福

排毒啟動後, 身體通常會產生瞑眩反應
瞑眩反應 : 毒素排出體外時所造成的身體反應

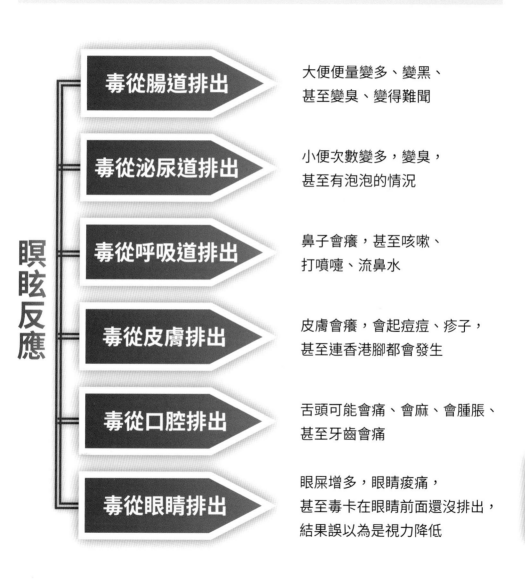

瞑眩反應

毒從腸道排出
大便便量變多、變黑、甚至變臭、變得難聞

毒從泌尿道排出
小便次數變多,變臭,甚至有泡泡的情況

毒從呼吸道排出
鼻子會癢,甚至咳嗽、打噴嚏、流鼻水

毒從皮膚排出
皮膚會癢,會起痘痘、疹子,甚至連香港腳都會發生

毒從口腔排出
舌頭可能會痛、會麻、會腫脹、甚至牙齒會痛

毒從眼睛排出
眼屎增多,眼睛痠痛,甚至毒卡在眼睛前面還沒排出,結果誤以為是視力降低

排毒過程中，身體一定不舒服、不好受
毒排出身體以後，身體就會變好、變健康了

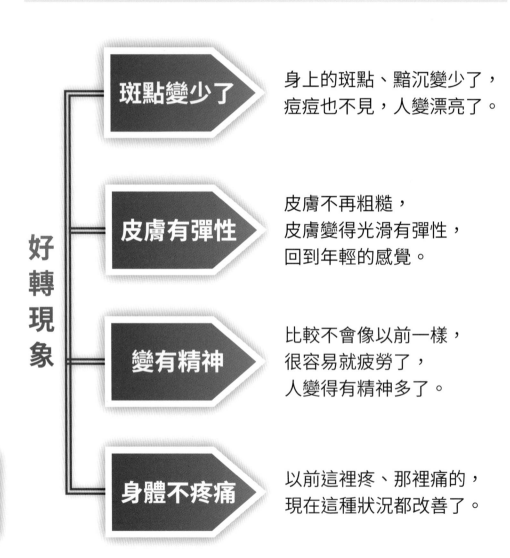

好轉現象

斑點變少了
身上的斑點、黯沉變少了，
痘痘也不見，人變漂亮了。

皮膚有彈性
皮膚不再粗糙，
皮膚變得光滑有彈性，
回到年輕的感覺。

變有精神
比較不會像以前一樣，
很容易就疲勞了，
人變得有精神多了。

身體不疼痛
以前這裡疼、那裡痛的，
現在這種狀況都改善了。

找到幸福

瞑眩反應的大小，和體內毒素累積的多寡有關
體內毒素累積越多者，瞑眩反應程度就會越大

瞑眩反應（排毒反應）

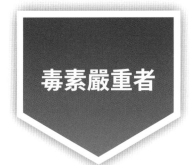

毒素嚴重者　　**毒素較少者**

反應大，身體感覺不適　　反應小，或是沒感覺

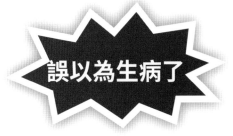 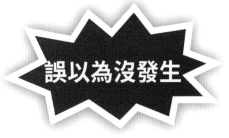

誤以為生病了　　誤以為沒發生

瞑眩反應 ＝ 排毒反應
毒素累積較輕微者，排毒反應較小，常誤以為沒發生

若產生瞑眩反應，千萬不要被瞑眩反應嚇著了
這表示你正在排毒中，表示你就要找回健康了

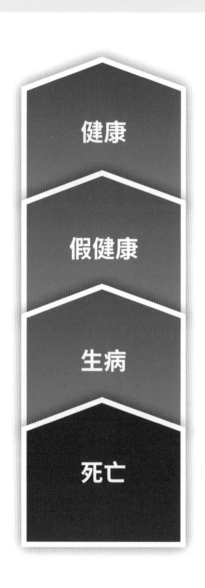

找到幸福

8

找到幸福

生病真相

求救訊號

排毒啟動

Part 4 ▶ 找回幸福

排毒，不是一件輕鬆的事
排毒，你要忍受過程中的不舒服、不好受

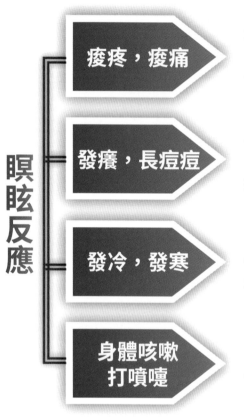

瞑眩反應

痠疼，痠痛
通則不痛，痛則不通，
當血管裡毒素被強迫排出時，
該處血管會感到疼，痠痛。

發癢，長痘痘
皮膚是身體最大的排毒器官，
當毒素要排出體外時，皮膚會發炎發
癢，甚至長痘痘，起水泡。

發冷，發寒
當體內寒氣要排出時，身體會發冷、
發寒，等寒氣排出了，身體就不冷，
不寒了，而且體溫會上升。

**身體咳嗽
打噴嚏**
當氣管或肺裡的髒東西要被排除時，
一定會引起咳嗽，打噴嚏。

排毒過程中，身體一定不舒服。
毒排出體外後，身體就會變健康了。

排毒，需要時間
累積了一輩子的毒，不是短時間內就可清完

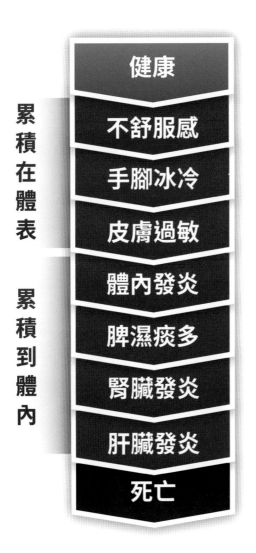

累積在體表

累積到體內

健康

不舒服感

手腳冰冷

皮膚過敏

體內發炎

脾濕痰多

腎臟發炎

肝臟發炎

死亡

把累積在體內的毒，一點一點清除

找到幸福

排毒，越早越好
越早排毒，成本越低，找回健康的機會就越大

排 毒

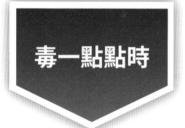

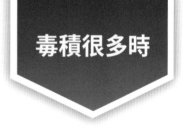

毒不久就清完了　　　　　清很久還清不完

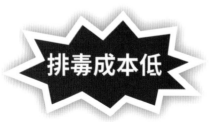

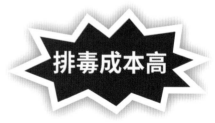

毒少清得快，毒多清得慢
越早清毒，越早把健康找回來！

健康，人生最大的財富
健康沒了，什麼也都跟著沒了

1健康 金錢 地位 權力 愛情 事業 家庭 快樂 幸福 ……

健康後面跟著金錢、地位、權力 ……
健康倒下了，後面再多的零都沒有任何意義！

每個人都不想病死，都想健康活到老
偏偏高達 95% 的人，最後都是受病痛折磨而死

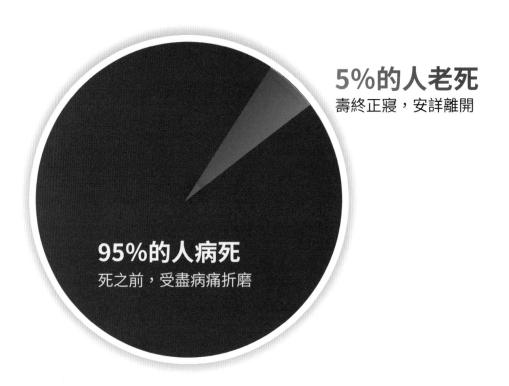

5%的人老死
壽終正寢，安詳離開

95%的人病死
死之前，受盡病痛折磨

統計結果
只有 5% 的人老死，95% 的人是病死的

毒：生病與老化的源頭
要想不病死，只有一條路，就是把毒給清了

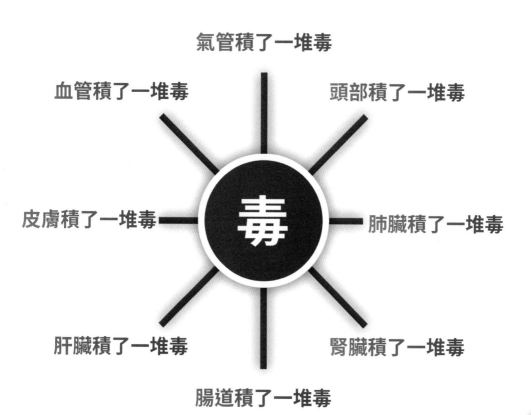

氣管積了一堆毒

血管積了一堆毒

頭部積了一堆毒

皮膚積了一堆毒

毒

肺臟積了一堆毒

肝臟積了一堆毒

腎臟積了一堆毒

腸道積了一堆毒

只要把體內的毒清了，就有機會找回健康

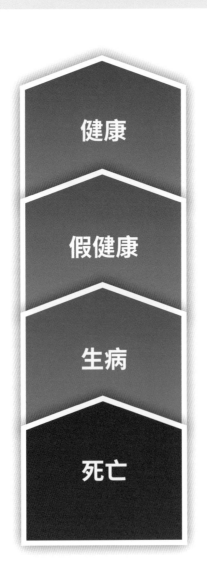

健康

假健康

生病

死亡

毒素一點一點清除，身體就慢慢變好

找到幸福

健康找回來了，財富、幸福都跟著找回來了

1健康 金錢 地位 權力 愛情 事業 家庭 快樂 幸福 ...

健康後面跟著金錢、地位、權力 ......
健康找回來了，幸福、快樂都跟著回來了！

找
到
幸
福

後語：上工治未病

病，其實是有跡可循的，搞懂了「毒素理論」，知道怎樣把身體裡的毒素給一一排掉，你就有機會成為上工（上醫）了。

內經 · 靈樞 · 逆順篇：上工刺其未生者也；其次，刺其未盛者也……上工治未病，不治已病。

內經 · 素問 · 四氣調神大論篇：是故聖人不治已病治未病，不治已亂治未亂，此之謂也。夫病已成而後藥之，亂已成而後治之，譬猶渴而穿井，鬥而鑄錐，不亦晚乎！

冰凍三尺，非一日之寒，病絕不是一天造成的，病是從量變到質變「慢慢變壞」的過程。所以，病是有跡可循的，只要自己好好「察顏觀色」一下，你就可以知道自己的健康狀況了。

清楚自己的健康狀況，接下來就是怎樣對症下藥。所謂上工治未病，真正的上工（上醫），都是在疾病未發生前就把病因給解決了，這就如同元代大醫家朱丹溪說的：「與其救治於有病之後，不若攝養於無疾之先；蓋疾成而藥者，徒勞而已。」

所以，期待每個人看完這本書後，都能成為「上工（上醫）」，都能為自己的健康把關，都能健康活到老。

身體求救訊號！

沒生病≠沒事，沒生病只是毒暫時在人體承受範圍內：
血管＝河道，血液＝河水，毒＝血管裡的垃圾，透過血液循環流竄全身。
毒在體內流竄時，會刺激身體，產生發炎反應，甚至產生病變，為了不讓毒刺激身體，人會把毒包起來，丟到某個角落，這樣一來，只要毒還在人體承受範圍內，人就不容易生病。

人生病是有跡可循的，千萬不要忽略身體求救訊號：
從哪裡可以知道人會把體內的毒打包起來呢？其實只要好好「察顏觀色」，就會發現這些訊號了。
例如：黑斑、痘痘、黯沉、皮膚變得粗造、失去彈性，這些都是因為皮膚表皮下已經堆積了一堆毒素，導致皮膚失去原有的光滑細緻。
例如：腹部累積了一層游泳圈，頭皮、肩膀後面的肌肉摸起來厚厚的，這些都是毒堆積在皮下脂肪裡的證據。
人把毒打包起來丟到身體某個角落，這是身體的暫時防衛機制，也是身體的求救訊號，若忽略了，接下來就是生大病了。

人一旦生病，要再找回健康就要付出很大的代價：
人不太會生病，這是因為人會把毒打包起來丟到角落，但一旦毒超出身體承受範圍時，人就會生大病了。
因此，人一旦生病，病就不容易治好，其根本原因就是因為身體累積了太多毒了，而且在累積的過程中，毒素流竄全身，早已經把身體裡的臟腑器官都給傷害了。所以，在未生病前就要把病治好，而不是等到生病了才想要治病，那時已經為時已晚了。

詢問專線

詢問內容：
1. 對書上所寫，有不清楚的地方
2. 想聽聽看別人的排毒經驗
3. 其他問題

詢問地點：
新北市板橋區文化路 2 段 472 號 2 樓 (樓下為便利商店)
捷運江子翠站 5 號出口，往前走 150 公尺

連絡方式：
信箱：attila@yuanding.club
電話：02-22543333（請中午以後聯絡）

讀書俱樂部：

 加入讀書俱樂部，學習更多排毒知識

無際大師心藥方

藥方：

好肚腸一條、慈悲心一片、溫柔半兩、道理三分、信行要緊、中直一塊、孝順十分、老實一個、陰騭全用、方便不拘多少。

用法：

此藥用寬心鍋回炒，不要焦，不要躁，去火性三分，平等盆內研碎。三思為末，六波羅蜜為丸，如菩提子大。

每日進三服，不拘時候，用和氣湯送下。果能依此服之，無病不瘥。

禁忌 ：

切忌言清行濁，利己損人，暗中箭；肚中毒，笑裏刀，兩頭蛇，平地起風波。以上七件須速戒之。

功效 ：

此前十味，若能全用，可以致上福上壽，成佛作祖 。若用其四五味者，亦可滅罪延年，消災免患。

各方俱不用，後悔無所補，雖有扁鵲盧醫，所謂病在膏肓，亦難療矣。縱禱天地，祝神明，悉徒然哉。況此方不誤主顧，不費藥金，不勞煎煮，何不服之？

廣告

- 上工治病
- 怯邪扶正
- 採購須知
- 健康須知

沒有三兩三，不敢上梁山！

上醫治病

《內經 · 靈樞 · 逆順》：上工刺其未生者也；其次，刺其未盛者也......上工治未病，不治已病。

《內經 · 素問 · 四氣調神大論》：是故聖人不治已病治未病，不治已亂治未亂，此之謂也。夫病已成而後藥之，亂已成而後治之，譬猶渴而穿井，鬥而鑄錐，不亦晚乎！

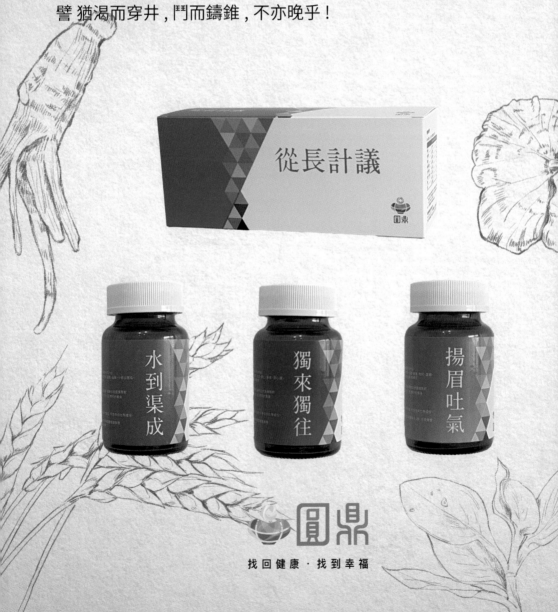

從長計議

水到渠成　獨來獨往　揚眉吐氣

圓鼎

找回健康 · 找到幸福

怯邪扶正

要找回健康,「怯邪 + 扶正」雙管齊下,效果最棒:

1. 怯邪:清除體內毒素,讓身體保持在最少毒的狀態,這樣疾病就無從生起。

2. 扶正:補充身體能量,讓身體有體力去對抗病毒,這樣就不會被疾病所擊倒。

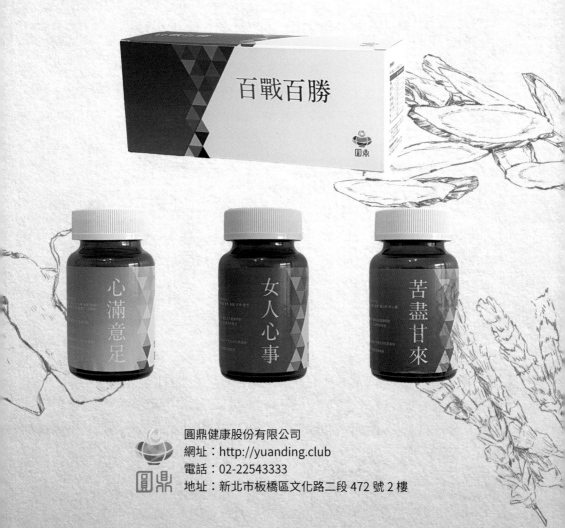

圓鼎健康股份有限公司
網址:http://yuanding.club
電話:02-22543333
地址:新北市板橋區文化路二段 472 號 2 樓

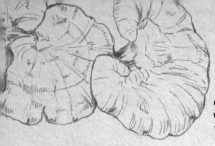

採購須知

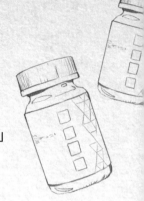

跟我們買產品，我們希望你能做三件事：

1. 買產品之前，我們希望你能先看書，先了解「毒素理論」
2. 吃產品之前，我們希望你能先「拍照、攝影存證」
3. 請不要跟我們殺價，我們賺的真的不多

了解毒素理論：

冰凍三尺，非一日之寒，了解毒素理論後，你就會清楚怎樣幫自己找回健康、找回美麗，這樣一來，你就不會病急亂投醫了。

市面上健康產品那麼多，不是只有我們有而已，清楚怎樣幫自己排毒後，你就知道該買些什麼東西來吃，而不會亂吃一通了。

拍照、攝影存證：

人是健忘的，常常忘記他之前的樣子，因此，不管你吃誰家的產品，我們建議你吃之前一定要「拍照、攝影存證」，之後再根據這些紀錄前後對照一下，你就知道你花的錢是否值得了。老王賣瓜，自賣自誇，是不是真的那麼好，有了這些照片、影像紀錄，一切不辯自明。

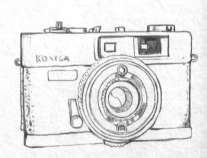

我們賺得不多：

為了幫助大家在最短時間內找回健康，我們把產品有效成分濃縮、濃縮、再濃縮，因此我們的產品成本非常高，若換作是其他公司，一罐早賣到萬元以上了。我們的目的是要幫助大家找回健康，不要發生風樹之悲，因此，我們已經把價錢降到不能再降的程度了，所以，拜託！不要跟我們殺價，我們賺的真的不多。

健康須知

人會生病，是因為體內累積了太多毒了：
人其實是很不容易生病的，人會把毒打包起來，丟到身體某個角落，避免毒刺激身體，造成發炎反應，這是身體的暫時防衛機制，為的是讓人可以繼續活下去。
沒生病≠沒事，沒生病只是表示毒還在人體的承受範圍內，一旦毒超出人體的承受範圍了，人就生病了。所以，人若生病，表示體內的毒已經累積的太多了。

人若生病，不會只有一個地方出問題而已：
血管＝河道，血液＝河水，毒＝河道上漂流的垃圾，所以，毒是透過「血液循環」管道在全身亂竄，也因此，毒不會只累積在一個地方，而是累積在全身各處。
因為毒不會只累積在一個地方，所以，人若生病了，也不會只有一個地方出問題，一定是其他很多地方也都有問題了，只是問題比較嚴重者先顯現出病徵而已

人若生病，要找回健康要花很多時間的：
人是很不容易生病的，人若生病，表示體內的毒已經超出身體負荷了，因此，身體可能很多地方都出問題了，甚至是臟腑器官也都受到傷害了，因此，要想找回健康，回復臟腑器官功能，這絕不是短時間內就可做到的事
試想：累積了「一輩子」的毒，有可能在短時間內就清掉嗎？所以，想找回健康，就得花很多時間和代價

想找回健康，越早越好，越早成本越低：
體內的毒若累積不多時，要把這些毒清掉，所花的時間和成本就不多，但體內的毒若已經累積到很多了，這時要清掉這些毒就不是件容易的事了
毒，生病和老化的源頭，要清毒，越早越好，越早，所花的成本越低，找回健康的機會也越大

國家圖書館出版品預行編目 (CIP) 資料

你的病為什麼治不好？/ 呂理志著 .
-- 初版 . -- 臺北市 : 書泉 , 2017.10
面；　公分
ISBN 978-986-451-110-5(平裝)

1. 健康法 2. 毒素

411.1　　　　　　　　　　　　　　106016345

4919

你的病為什麼治不好？

作　者　呂理志

發 行 人　楊榮川

總 經 理　楊士清

副總編輯　王俐文

責任編輯　金明芬

封面設計　黃聖文

美術設計　高巧蓉

出 版 者　書泉出版社

地　　址：106 臺北市和平東路二段 339 號 4 樓

電　　話：(02)2705-5066　傳　真：(02)2706-6100

網　　址：http://www.wunan.com.tw

電子郵件：shuchuan@shuchuan.com.tw

劃撥帳號：01303853

戶　　名：書泉出版社

總 經 銷：朝日文化事業有限公司

電　　話：(02)2249-7714

傳　　真：(02)2249-8715

地　　址：新北市中和區僑安街 15 巷 1 號 7 樓

法律顧問：林勝安律師事務所　林勝安律師

出版日期：2017 年 10 月初版一刷

定價　新臺幣 320 元整